輸液ができる、好きになる

考え方がわかるQ&Aと**処方計算ツール**で実践力アップ

今井裕一／著

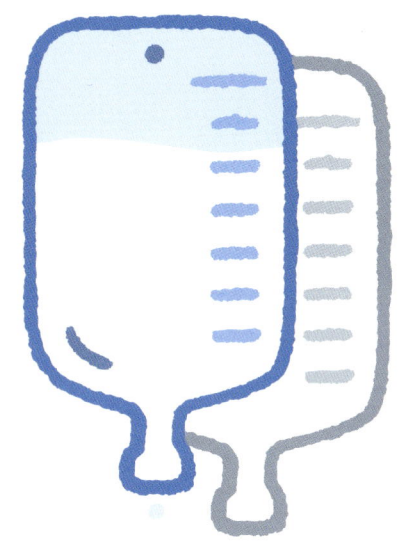

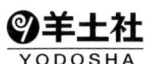

謹告

　本書に記載されている診断法・治療法に関しては，発行時点における最新の情報に基づき，正確を期するよう，著者ならびに出版社はそれぞれ最善の努力を払っております．しかし，医学，医療の進歩により，記載された内容が正確かつ完全ではなくなる場合もございます．

　したがって，実際の診断法・治療法で，熟知していない，あるいは汎用されていない新薬をはじめとする医薬品の使用，検査の実施および判読にあたっては，まず医薬品添付文書や機器および試薬の説明書で確認され，また診療技術に関しては十分考慮されたうえで，常に細心の注意を払われるようお願いいたします．

　本書記載の診断法・治療法・医薬品・検査法・疾患への適応などが，その後の医学研究ならびに医療の進歩により本書発行後に変更された場合，その診断法・治療法・医薬品・検査法・疾患への適応などによる不測の事故に対して，著者ならびに出版社はその責を負いかねますのでご了承ください．

はじめに

　現在，日常的に行われている輸液療法は，20世紀になり大きく進歩しました．その背景にあったものは，発展途上国での貧困や感染症，さらには戦争で負傷した人の体液量の減少を克服することでした．その目的通り輸液が劇的な効果を発揮し，命を救われた人もたくさんいました．そのようなこともあり，静脈内持続注射（点滴）を行うことは「リンゲルをうつ」とも表現され，体調を整えることの代名詞にもなっています．

　第二次世界大戦後から，ヒトの体液量の分布，電解質濃度の測定，輸液製剤の開発，投与方法などが順次確立されてきました．そして1977年頃からプラスティックバッグの開発ともあいまって中心静脈栄養法が普及しました．その概念の延長線上に臨床栄養学があり，現在のnutrition support team（NST）にもつながっています．

　そのようななかで，たくさんの有益な計算式が報告されてきました．しかし私自身，それらの式を見るたびに，「こんな式を覚えられる訳がない」という気持ちになり，それ以上の思考を停止してしまうことが多かったのです．自分自身の手で実際に計算する人はごく少数派なのですが，最新のテキストでも，それらの公式が呪文のように羅列されています．

　コンピューター，電子カルテ，PDA，携帯電話などが普及している現在，数字を入力するだけで容易に輸液の必要量，輸液内容，投与速度が得られれば，輸液をいっそう安全に行うことができるようになります．数式を覚えることが重要なのではなく，適切に輸液ができることが肝心なのです．本書は，簡便なソフト「ラクラク輸液計算　アシカル（アシスト・カルキュレーション）くん」を実際に使用しながら輸液の概念をマスターすることを目的にしています．必要量を推測し，輸液製剤を選択し，投与後の値を予測して，さらに結果によって補正をくり返すことがスキルアップの要点になります．ぜひ，皆さん「水の達人」をめざしてがんばってください．

平成22年6月（長久手古戦場から）

今井裕一

輸液ができる、好きになる

考え方がわかるQ&Aと処方計算ツールで実践力アップ

はじめに ………………………………………………………………	3
「ラクラク輸液計算 アシカルくん™」完全対応　輸液シート一覧 ……	10
本書の構成と輸液シートの使い方 …………………………………	12

第1部　体　液

1. 水の入ったコップがあります．メスシリンダーを使わずに水の容量を測定するにはどうしたらよいでしょうか？ ……… 16
2. あなたの体液量はどれ位かな？ ……………………………… 18
   輸液シート1，輸液シート2
3. Watsonの推測式以外の簡便な体液量の計算法はないのですか？ ……………………………………………… 20
   輸液シート3，輸液シート4
4. 脱水（dehydration）と体液量減少（volume depletion）の違いは？ ………………………………………………… 23
   輸液シート5，輸液シート6
5. volume depletion（体液量減少）の判断はどうしたらいいのですか？ ……………………………………… 26
6. 不感蒸泄（呼吸と皮膚からの蒸発）による体液量の減少はどれくらいですか？ ………………………………………… 28
   輸液シート7，輸液シート8
7. 発汗があると体液はどのように変化しますか？ …………… 30
8. 下痢があると体液はどのようになりますか？ ……………… 32

9. 嘔吐があると体液はどのようになりますか？ ……………… 34

演習問題 01 〜 04 ………………………………………… 36

コラム● 輸液療法の歴史 ……………………………………… 41

第2部　ナトリウム（Na）

10. 体液量と Na の関係はどうなっていますか？ ……………… 48
11. 血清 Na 値はどのようにして決定されるのでしょうか？ …… 50
12. 血清 Na 値，血漿浸透圧，尿浸透圧と ADH の関係はどのようになっていますか？ ……………………………… 52
    輸液シート9
13. 日本人の平均的な尿中 Na 排泄量はどれくらいでしょうか？ … 54
    輸液シート10
14. 低ナトリウム血症の際の臨床症状にはどのようなものがありますか？ ……………………………………………… 56
15. 低ナトリウム血症患者でのアプローチはどうしたらよいですか？ ……………………………………… 58
    輸液シート11，輸液シート12
16. 低浸透圧性低ナトリウム血症の原因は？ ………………… 60
17. 低浸透圧性低ナトリウム血症は SIADH と判断してよいのですか？ …………………………………… 61
18. 低ナトリウム血症患者の治療はどのようにしますか？ …… 62
19. 高濃度食塩液を作るには，どうしたらよいのですか？ …… 64
    輸液シート13
20. 食塩液を投与したときの血清 Na 値の変化をどのように予測しますか？ …………………………………………… 66
    輸液シート14，輸液シート15
21. 体重 60kg の人に，生理食塩液 1.0L を急速に投与するとどのようになるでしょうか？ ………………………………… 68
22. 実際に高濃度食塩液をどのようにして投与するのですか？ 70
    輸液シート16
23. 橋中心髄鞘崩壊症とは何ですか？ ………………………… 72

24. SIADH の診断で重要なポイントは何ですか？ ……………… 74
25. cerebral salt wasting syndrome（CSWS）とは，どのような病気ですか？ …………………………………………………… 75
26. mineral corticoid responsive hyponatremia of the elderly（MRHE）とは，どのような病気ですか？ ………………………… 77
27. マラソンランナー（アスリート）の電解質異常にはどのようなものがありますか？ ……………………………… 78
28. マラソンランナー（アスリート）での低ナトリウム血症の原因は何ですか？ ……………………………………………… 79
29. 高ナトリウム血症の臨床症状にはどのようなものがありますか？ ………………………………………………………… 81
30. 高ナトリウム血症患者の治療目標を，どのように設定しますか？ ………………………………………………………… 82

輸液シート 17，輸液シート 18

31. 高ナトリウム血症では 5％ブドウ糖液をどのように使いますか？ ………………………………………………………… 84
32. 高ナトリウム血症の補正で重要なことは何ですか？ ……… 86
33. フロセミドを投与すると，尿量，Na 量，GFR はどのように変化しますか？ …………………………………………………… 87
34. hANP を投与すると，尿量，Na 量，GFR はどのように変化しますか？ …………………………………………………… 88
35. 生理食塩液 1.0 L を急速投与の終了時にフロセミドを静脈内投与すると，血清 Na 値はどのようになりますか？… 89
36. 5％ブドウ糖液 1.0 L を急速投与の終了時にフロセミドを静脈内投与すると，血清 Na 値はどのようになりますか？… 90

演習問題 05〜09 ……………………………………………… 91

第3部　カリウム（K）

37. K バランスはどのようになっていますか？ …… 110
38. transtubular K gradient：TTKG とは何ですか？ …… 111
    輸液シート 19
39. 低カリウム血症での TTKG の有用性は？ …… 113
    輸液シート 20
40. TTKG の限界は？ …… 115
41. 低カリウム血症のときの FE K はどのようになりますか？ … 117
    輸液シート 21，輸液シート 22
42. FE K の基準はどのようになっていますか？ …… 119
43. 血液の pH と血清 K 値の関係は？ …… 120
    輸液シート 23
44. 低カリウム血症での注意点は何ですか？ …… 122
45. 薬剤に起因する torsade de pointes が発生する危険因子は何ですか？ …… 124
46. 低カリウム血症の治療をどうしますか？ …… 125
47. K 投与の基準：20-40-60-120 のルール !? …… 126
    輸液シート 24
48. 高カリウム血症，低カリウム血症での心電図異常は，どのようなものがありますか？ …… 128
49. 保存血にはどれくらい K が含まれていますか？ …… 130
    輸液シート 25
50. 高カリウム血症の治療をどうしますか？ …… 132
51. グルコース・インスリン（GI）療法は具体的にどのようにするのですか？ …… 133
52. 陽イオン交換樹脂薬の使い方はどのようにするのですか？ … 134
53. 血液透析での K の除去量はどれくらいですか？ …… 135
54. 高カリウム血症におけるそれぞれの治療法の有効性はどのようになっていますか？ …… 136

演習問題 10 〜 13 …… 137

第4部　クロライド（Cl）

55. Cl バランスはどのようになっていますか？ ……………… 150
56. Cl チャネルにはどのようなものがあるのですか？ ……… 152
57. "Na － Cl" からわかることは何ですか？ ………………… 154
　　　　　　　　　　　　　　　　　　　　　　　輸液シート26
58. 低クロール血症の病態と治療法は？ ……………………… 156
59. 高クロール血症の病態と治療法は？ ……………………… 157

演習問題 14, 15 ……………………………………………… 158

第5部　マグネシウム（Mg）

60. Mg バランスはどのようになっていますか？ …………… 164
61. Mg の体内分布と腎臓での排泄はどのようになっていますか？
　　 ……………………………………………………………… 166
62. Mg と K の関係はどうなっていますか？ ………………… 168
63. 低マグネシウム血症の見つけ方は？ ……………………… 170
64. 低マグネシウム血症の臨床症状は？ ……………………… 172
　　　　　　　　　　　　　　　　　　　　　　　輸液シート27
65. 低マグネシウム血症の治療法は？ ………………………… 174
66. 高マグネシウム血症の見つけ方は？ ……………………… 176
67. 高マグネシウム血症の治療法は？ ………………………… 178

演習問題 16 ～ 18 …………………………………………… 179

第6部　酸塩基平衡異常

68. 酸塩基平衡の超簡単な理解法とは？ ……………………… 188
69. 代謝性アシドーシス，アルカローシスでの代償の評価はどうしたらよいですか？ ……………………………………… 189

輸液シート 28

70. 呼吸性アシドーシス，アルカローシスでの代償の評価はどうしたらよいですか？ ……………… 191

輸液シート 29

71. 乳酸アシドーシスの原因と治療法は？ …………………… 193
72. エチレングリコール中毒の病態は？ ……………………… 196
73. メチルアルコール中毒の病態は？ ………………………… 198
74. アスピリン中毒の病態は？ ………………………………… 200

演習問題 19 〜 22 ……………………………………………201

第7部　輸液の実際

75. 輸液に関する致達目標を教えてください …………………… 214
76. 輸液製剤の種類は？ ………………………………………… 215
77. 1日必要水分量は？ ………………………………………… 220

輸液シート 30，輸液シート 31，輸液シート 32

78. 1日必要電解質量は？ ……………………………………… 224
79. ブドウ糖の投与をどのように判断したらよいのでしょうか？ … 226
80. 輸液の安全域とは何でしょうか？ ………………………… 228
81. どのようにして輸液剤を選んだらよいのですか？ ………… 229

輸液シート 33

82. 輸液の落とし穴は？ ………………………………………… 234
83. （高カロリー輸液に向けて）1日必要エネルギー量はいくらですか？ ………………………………………………… 235

輸液シート 34，輸液シート 35

84. （高カロリー輸液に向けて）1日必要蛋白量はいくらですか？ …………………………………………………………… 237

輸液シート 36，輸液シート 37

85. 輸液の投与速度は？ ………………………………………… 240

演習問題 23，24 ………………………………………………241

「ラクラク輸液計算 アシカルくん™」完全対応
輸液シート一覧

輸液シートと,「ラクラク輸液計算 アシカルくん™」を用いることで,以下のような項目を簡単に計算することができます.

輸液シート 1　　Watson の体液量推測式（男性）　　　　　　第 1 部 -2　（p.18）

輸液シート 2　　Watson の体液量推測式（女性）　　　　　　第 1 部 -2　（p.18）

輸液シート 3　　インピーダンス法に基づく体液量の推測式（男性）　第 1 部 -3　（p.20）

輸液シート 4　　インピーダンス法に基づく体液量の推測式（女性）　第 1 部 -3　（p.20）

輸液シート 5　　体液分布の推測式（男性）　　　　　　　　第 1 部 -4　（p.23）

輸液シート 6　　体液分布の推測式（女性）　　　　　　　　第 1 部 -4　（p.24）

輸液シート 7　　呼吸と皮膚からの不感蒸泄量推測式（＞15 歳）　第 1 部 -6　（p.28）

輸液シート 8　　呼吸と皮膚からの不感蒸泄量推測式（≦15 歳）　第 1 部 -6　（p.28）

輸液シート 9　　血漿浸透圧と ADH 分泌　　　　　　　　　第 2 部 -12　（p.52）

輸液シート 10　 Na 量と塩分の関係　　　　　　　　　　　 第 2 部 -13　（p.54）

輸液シート 11　 有効血漿浸透圧　　　　　　　　　　　　　第 2 部 -15　（p.58）

輸液シート 12　 高浸透圧性低ナトリウム血症の補正後の血清 Na 値
　　　　　　　　　　　　　　　　　　　　　　　　　　　第 2 部 -15　（p.58）

輸液シート 13　 高濃度食塩液の作成方法　　　　　　　　　第 2 部 -19　（p.64）

輸液シート 14　 Adrogué-Madias の式　　　　　　　　　　第 2 部 -20　（p.66）

輸液シート 15　 Adrogué-Madias の修正式　　　　　　　　第 2 部 -20　（p.66）

輸液シート 16　 高濃度食塩液の投与方法　　　　　　　　　第 2 部 -22　（p.70）

輸液シート 17　 水分欠乏量の計算式（普段の体重を使用する場合）
　　　　　　　　　　　　　　　　　　　　　　　　　　　第 2 部 -30　（p.82）

輸液シート 18	水分欠乏量の計算式（受診時の体重を使用する場合）	第2部-30（p.82）
輸液シート 19	transtubular K gradient（TTKG）	第3部-38（p.111）
輸液シート 20	低カリウム血症でのTTKGからの血漿アルドステロン濃度の推測	第3部-39（p.113）
輸液シート 21	FE Na（%）の計算	第3部-41（p.117）
輸液シート 22	FE K（%）の計算	第3部-41（p.117）
輸液シート 23	腎不全でのpHと血清K値の関係	第3部-43（p.120）
輸液シート 24	K投与量と血清K値上昇	第3部-47（p.126）
輸液シート 25	保存血輸血を行った場合の血清K値の予測	第3部-49（p.130）
輸液シート 26	Na–Clを用いての酸塩基平衡異常の推測	第4部-57（p.154）
輸液シート 27	FE Mg（%）の計算	第5部-64（p.172）
輸液シート 28	代謝性アシドーシス、アルカローシスでの呼吸性代償の評価	第6部-69（p.189）
輸液シート 29	呼吸性アシドーシス、アルカローシスの代謝性代償	第6部-70（p.191）
輸液シート 30	維持水分量の求め方	第7部-77（p.220）
輸液シート 31	補充水分量の求め方	第7部-77（p.221）
輸液シート 32	必要水分量の求め方	第7部-77（p.221）
輸液シート 33	1日投与量の計算式	第7部-81（p.229, 230）
輸液シート 34	男性の1日必要エネルギー（Harris-Benedictの式）	第7部-83（p.235）
輸液シート 35	女性の1日必要エネルギー（Harris-Benedictの式）	第7部-83（p.235）
輸液シート 36	non-protein calory/nitrogenの式	第7部-84（p.237）
輸液シート 37	必要蛋白量	第7部-84（p.237）

本書の構成と輸液シートの使い方

1. 本書の構成

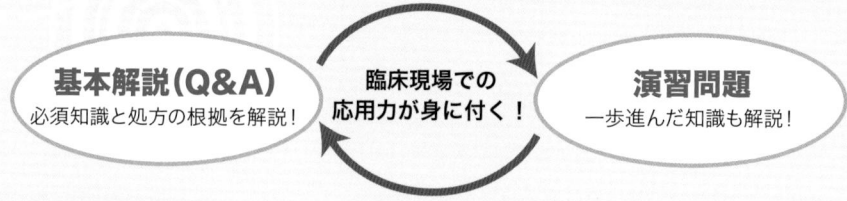

2. 輸液シートと輸液計算機の使い方

① 「基本解説」には「輸液シート」が含まれている項目があります．「輸液シート」はインターネット経由でダウンロードできる「ラクラク輸液計算 アシカルくん™」の内容と対応しています（ダウンロード方法はp.14をご参照ください）．「アシカルくん™」を使うと，面倒な計算なしに日常の輸液の処方に必要な情報をすべて計算することができます．実際の計算結果をみながら本書を読み進めることで，理解が深まります．まずは，ダウンロードしてみてください！

② 本文中に記載されている「輸液シート」の番号と，「アシカルくん™」の番号がすべて対応しています．「輸液シート」が本文中に出てきたら，何はともあれ，ダウンロードした「アシカルくん™」の該当部分を開いてみてください．

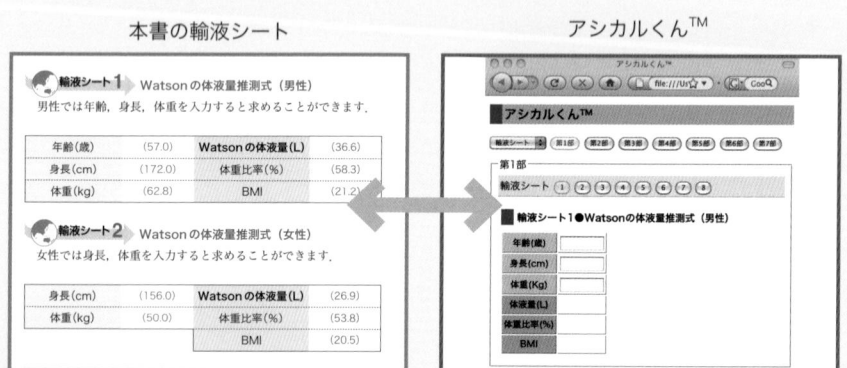

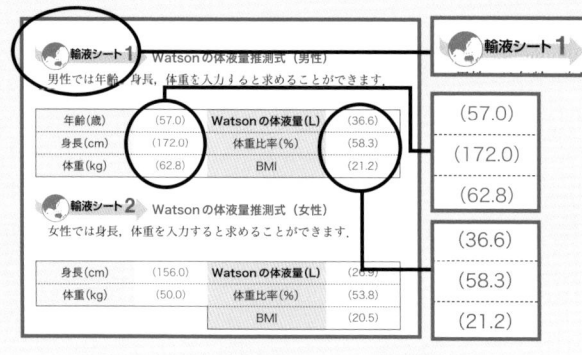

③シート番号:「アシカルくん™」の番号と対応しています.

④入力の一例として,( )の中に数値を示してあります.
　色付き文字が入力項目,灰色文字が自動で計算される項目です.

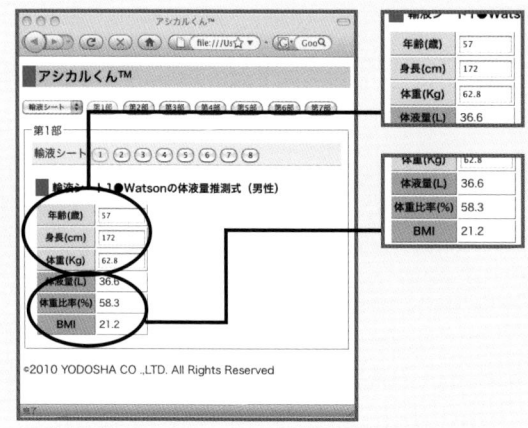

⑤ ④の項目を試しに「アシカルくん™」に入力してみましょう.

⑥入力と同時に計算結果が表示されます.

```
輸液シート1に含まれる計算式
  Watsonの体液量(L) = 2.447 + 0.3362×体重(kg) + 0.1074×身長(cm) − 0.09516×年齢
    体重比率(%) = 100 × Watsonの体液量(L)÷体重(kg)
    BMI = 100 × 100×体重(kg)÷[身長(cm)]²
輸液シート2に含まれる計算式
  Watsonの体液量(L) = −2.097 + 0.2466×体重(kg) + 0.1069×身長(cm)
    体重比率(%) = 100 × Watsonの体液量(L)÷体重(kg)
    BMI = 100 × 100×体重(kg)÷[身長(cm)]²
```

⑦ ⑤と⑥の間でどのような計算が行われたのかは本書をご覧ください.

ダウンロード方法は次ページを参照してください

3．ダウンロード方法

❶ **羊土社ホームページ**にアクセス（下記URL入力または「羊土社」で検索）

http://www.yodosha.co.jp/

❷ **[書籍・雑誌購入特典 利用・登録]
ページに移動**
羊土社ホームページのトップページに入り口が
ございます

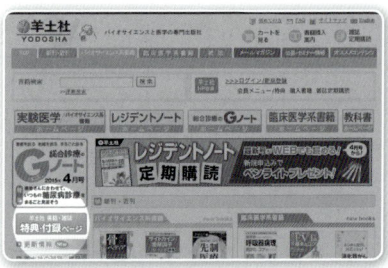

❸ **書籍・雑誌購入特典等の利用・登録** 欄に下記コードをご入力ください

コード： cuw - wuoj - hpqr　　※すべてアルファベット小文字

❹ **羊土社HP会員としてログインまたは新規登録してください**
※ ログイン後にダウンロードページへのリンクが表示されます
※ 2回目からは会員特典ページからアクセスできます（コード入力は不要です）
※ 羊土社HP会員の詳細につきましては，羊土社HPをご覧ください

4．システム要件

　FireFox 3.6以降，Safari 4.0以降推奨．※ Internt Explorer 7.0以降でも使用可能ですが，セキュリティの警告が表示されることがございます．その場合，スクリプトの実行を「許可」するように設定し，ご利用ください．

5．免責事項

　アシカルくん™の動作については，弊社にて十分な確認を行っておりますが，すべてのPC上においての動作を保証するものではありません．

　本ソフト使用により生じたいかなる損害に対しても，著者並びに出版社はその責を負いかねますのでご了承ください．

　また，アシカルくん™は，今後予告なくバージョンアップを行っていく可能性がございます．アップデート情報は弊社ホームページ等で随時お知らせいたします．

　個人情報の取り扱いなど，その他の詳細についてはダウンロードページをご確認ください．

第1部 体液

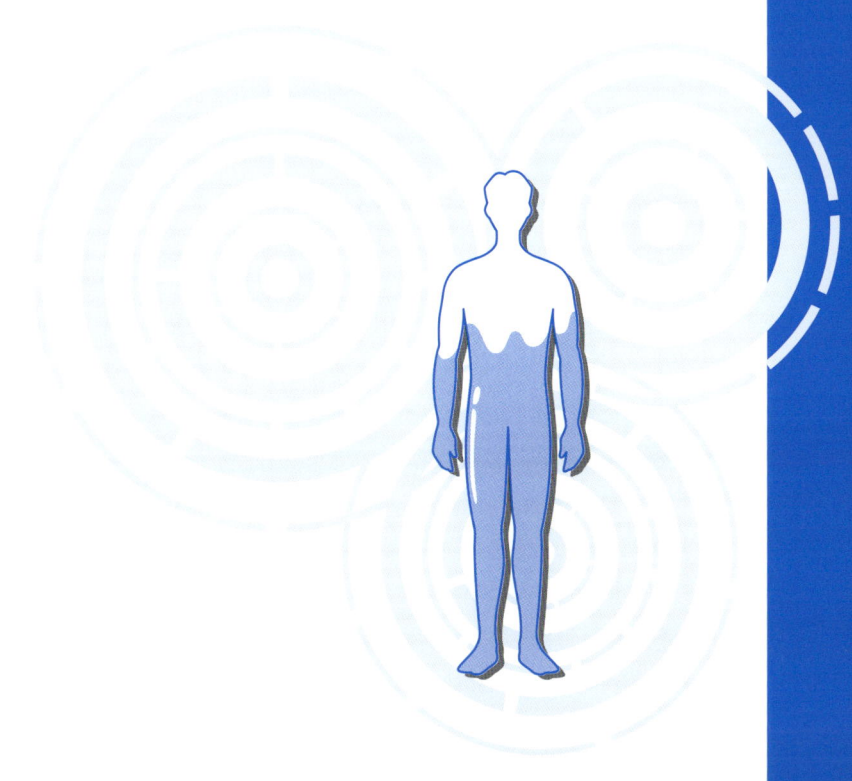

第1部 体液

1. 水の入ったコップがあります．メスシリンダーを使わずに水の容量を測定するにはどうしたらよいでしょうか？

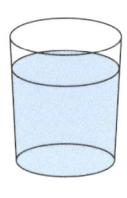

水の容量を測定するにはどうしますか．
① 水に溶ける物質1 mgを1 mLに溶かした溶液（1 mg/mL）をコップに落とします．
② 十分攪拌した後で溶液を少量とり，その物質の濃度を測定します．
③ もし0.01 mg/mLの濃度であれば，100倍に薄まったことになります．

すなわち最初に落とした1 mLの100倍の（100−1）＝99 mLの水があることがわかります．

私たちの体液量がどれくらいあるのかを測定する際にも同様の手法がとられました．ただし，ヒトの体液は，細胞質内，組織液，循環血液の3つの部分に分かれていますので（図1），それらに均等に瞬時に分散する物質を使用する必要があります．さらに，腎臓や肝臓で代謝されたり排泄されたりしにくいという条件が必要です．1950年代に色素，多糖類，重水を使用して測定されました．その結果，体液量は平均的には体重の60％であることがわかりました．また，細胞質内，組織液，循環血液にそれぞれ，40％，15％，5％になります．

血漿（血清）の電解質濃度と組織間液の濃度は同じですので，採血検査によって細胞外の状況を把握することができます．細胞内液の状況は推測することしかできません．細胞内のNa濃度は20 mEq/L程度，K濃度は100 mEq/L程度になっています．

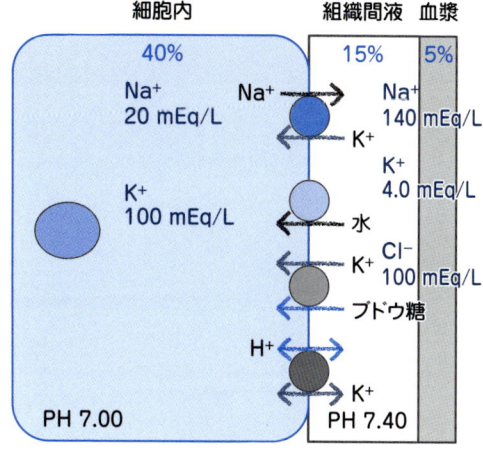

図1 ●細胞内液と外液の電解質濃度とpH

文　献

1) Edelman, I. S. & Leibman, J. : Anatomy of body water and electrolytes. Am J Med, 27 : 256-277, 1959

第1部 体液

2. あなたの体液量はどれ位かな？

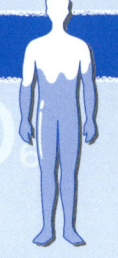

男性と女性では体液量を求める計算式が異なります．

輸液シート1　Watsonの体液量推測式（男性）

男性では年齢，身長，体重を入力すると求めることができます．

年齢（歳）	(57.0)	Watsonの体液量(L)	(36.6)
身長(cm)	(172.0)	体重比率(%)	(58.3)
体重(kg)	(62.8)	BMI	(21.2)

輸液シート2　Watsonの体液量推測式（女性）

女性では身長，体重を入力すると求めることができます．

身長(cm)	(156.0)	Watsonの体液量(L)	(26.9)
体重(kg)	(50.0)	体重比率(%)	(53.8)
		BMI	(20.5)

　単純に考えて，子供はみずみずしいので水分量が多く，高齢者では，やや干からびていますので水分量は減少しています．子供の体液量は，体重の約70%，高齢者では約50%とされています．さらに80歳以上の高齢者では40%という報告もあります．脂肪の程度によっても水の分布が異なってきます．肥満型の人と痩せ型の人でも異なります．骨

格の影響も受けますので男性と女性では平均値に差があり，女性が数%低い値になります．

このように個人によってかなりの幅があることが予想されます．関与する因子を組み合わせて予測する方法はないのでしょうか？ そこで多数のデータに基づいて，1980年にWatsonの推測式が作られました．そして主に体液を扱う透析分野で使用されてきました．

性別を選んで，**輸液シート1か2**に年齢，身長，体重を入力してください．

Watsonの推測式で体液量が求められます．

輸液シート1に含まれる計算式
Watsonの体液量(L) = 2.447 + 0.3362 × 体重(kg) + 0.1074 × 身長(cm) − 0.09516 × 年齢
体重比率(%) = 100 × Watsonの体液量(L) ÷ 体重(kg)
BMI = 100 × 100 × 体重(kg) ÷ [身長(cm)]^2

輸液シート2に含まれる計算式
Watsonの体液量(L) = − 2.097 + 0.2466 × 体重(kg) + 0.1069 × 身長(cm)
体重比率(%) = 100 × Watsonの体液量(L) ÷ 体重(kg)
BMI = 100 × 100 × 体重(kg) ÷ [身長(cm)]^2

文　献

1) Edelman, I. S. & Leibman, J. : Anatomy of body water and electrolytes. Am J Med, 27 : 256-277, 1959
2) Watson, P. E., et al. : Total body water volumes for adult males and females estimated from simple anthropometric measurements. Am J Clin Natr, 33 : 27-39, 1980

第1部 体液

3. Watsonの推測式以外の簡便な体液量の計算法はないのですか？

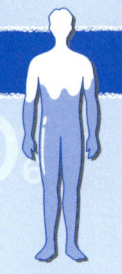

Let's Try

輸液シート3　インピーダンス法に基づく体液量の推測式（男性）

男性では，身長と体重を入力すれば求めることができます．ただし，Watsonの式と比較するために年齢を入力してみます．

年齢（歳）	(38.0)	脂肪量	(13.8)
身長（cm）	(165.0)	脂肪除外量	(54.2)
体重（kg）	(68.0)	体細胞量	(27.7)
Watsonの体液量（L）	(39.4)	**インピーダンス法の体液量（L）**	(39.4)
体重比率（%）	(58.0)	体重比率（%）	(58.0)
BMI	(25.0)		

輸液シート4　インピーダンス法に基づく体液量の推測式（女性）

女性では身長，体重がわかれば以下の数値が計算できます．

身長（cm）	(148.0)	脂肪量	(11.5)
体重（kg）	(43.0)	脂肪除外量	(31.5)
Watsonの体液量（L）	(24.3)	体細胞量	(16.4)
体重比率（%）	(56.5)	**インピーダンス法の体液量（L）**	(25.6)
BMI	(19.6)	体重比率（%）	(59.6)

1 生体インピーダンス測定に基づく推測式

2000年ころから，生体インピーダンス測定による体液量の測定が行われるようになりました．生体組織は周波数分散特性を有しています．

低周波領域では電流は細胞膜を通りにくいので，これを使用すると細胞外液量を測定することができます．一方，高周波領域では電流は細胞膜を通過しますから総水分量（細胞内液量＋細胞外液量）が測定できます．足用電極とグリップ式の手用電極の間に一定の周波数の電流を流し，手，足，全身の生体インピーダンスと体重を測定し，入力された身長，性別と合わせて脂肪除外量を推定し，体脂肪率，脂肪量，脂肪除外量，推定筋肉量を出力するものです．

この原理を用いて2008年にイタリアのグループからの報告が出されています．

fat mass（脂肪量），fat free mass（脂肪除外量），body cell mass（体細胞量），total body mass（体液量）を順番に求める方法です（**輸液シート３，４**）．

イタリア人のデータですので，日本人に当てはまるかどうか，今後の検討が必要です．

また，40歳までの人に関しては，ほぼWatsonの推測式と一致していますが，それ以降では，数％の差が生じています．

2 体液量推測の臨床的意義

体液量に注意を払うことが臨床上重要になります．組織液が増加すれば浮腫が生じますし，循環血液量が増加すれば高血圧が生じます．逆に体液量が低下すれば，脱水あるいは体液量減少，ショックが起こります．

また電解質異常が認められた際に身体全体での欠乏量を推測したり，投与量を計算したりするときに重要になります．すなわち輸液を開始する際にも，必要量を推定することが重要になります．

さらに，透析を行う際には常に考慮するべきです．透析という操作は，わかりやすく言えば体内にある毒素を「透析液」で薄めることにすぎないのです．例えば，体内の毒素の濃度が100 mg/dLあったとし

ます．体液量が40 Lであるとすれば，それと同量の40 Lの透析液を使用すると毒素が透析液に拡散し，全体で50 mg/dLの濃度になるはずです．また3倍量（120 L）を使用すると，1/4濃度（25 mg/dL）になります．そのことは75％の毒素が除去されたことに相当します．このように体液量を予測すると，必要な透析液量，透析での毒素の除去量（透析の効率）を推定することができるようになるのです．

透析患者では体液量が過剰であると高血圧・血管障害が出現し生命予後が不良であることが示されていることからも体液量の推定が重要といえます．

輸液シート3に含まれる計算式

Watsonの体液量(L) ＝ 2.447 ＋ 0.3362 × 体重(kg) ＋ 0.1074 × 身長(cm) － 0.09516 × 年齢

体重比率(%) ＝ 100 × Watsonの体液量(L) ÷ 体重(kg)

BMI ＝ 100 × 100 × 体重(kg) ÷ [身長(cm)]^2

脂肪量 ＝ 1.407 × BMI － 21.389

脂肪除外量 ＝ 体重(kg) － 脂肪量

体細胞量 ＝ 0.4485 × 脂肪除外量 ＋ 3.3534

インピーダンス法の体液量(L) ＝ 0.6997 × 脂肪除外量 ＋ 1.4567

体重比率(%) ＝ 100 × 最新の体液量(L) ÷ 体重(kg)

輸液シート4に含まれる計算式

Watsonの体液量(L) ＝ －2.097 ＋ 0.2466 × 体重(kg) ＋ 0.1069 × 身長(cm)

体重比率(%) ＝ 100 × Watsonの体液量(L) ÷ 体重(kg)

BMI ＝ 100 × 100 × 体重(kg) ÷ [身長(cm)]^2

脂肪量 ＝ 1.9337 × BMI － 26.422

脂肪除外量 ＝ 体重(kg) － 脂肪量

体細胞量 ＝ 0.3655 × 脂肪除外量 ＋ 4.865

インピーダンス法の体液量(L) ＝ 0.5863 × 脂肪除外量 ＋ 7.1732

体重比率(%) ＝ 100 × 最新の体液量(L) ÷ 体重(kg)

文　献

1) Martarelli, D., et al. : Body composition obtained from the body mass index. An Italian Study. Eur J Nutr, 47 : 409-416, 2008
2) Wizemann, V., et al. : The mortality risk of overhydration in haemodialysis patients. Nephrol Dial Transplant, 24 : 1574-1579, 2009

第1部 体液

4. 脱水(dehydration)と体液量減少(volume depletion)の違いは？

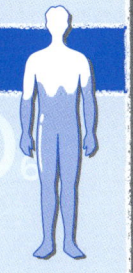

Let's Try

 輸液シート5　体液分布の推測式（男性）

Watsonの式を使ってみましょう．男性では年齢，身長，体重を入力すれば，体液の分布を推測できます．

年齢（歳）	(57.0)		
身長(cm)	(172.0)		
体重(kg)	(62.8)		
Watsonの体液量(L)		体液の分布(L)	
体液量(L)	(36.6)	細胞内液(L)	(24.4)
体重比率(%)	(58.3)	組織液(L)	(9.2)
BMI	(21.2)	血管内(L)	(3.1)

　体液量は，体重の約60％であり，細胞内に40％，細胞外組織に15％，血管内に5％存在します．脱水（dehydration）とは，細胞内液の減少をさしています．

　輸液シート5，6を用いて体液量と分布を推測できます．

① **脱水（dehydration）：高ナトリウム血症（高浸透圧血症）**
　電解質を含まない体液（electrolyte free water：純粋な水に近い成分）が体外に喪失すると血液が濃縮されます．すなわち血漿浸透圧が上昇し，水が細胞内から細胞外へ移動します．その結果，細胞内液の浸透圧も上昇します．これが脱水に相当します．この場

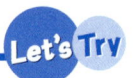

輸液シート6　体液分布の推測式（女性）

Watsonの式を使ってみましょう．女性では身長，体重を入力すれば，体液の分布を推測できます．

身長(cm)	(156.0)		
体重(kg)	(50.0)		
Watsonの体液量(L)		体液の分布(L)	
体液量(L)	(26.9)	細胞内液(L)	(17.9)
体重比率(%)	(53.8)	組織液(L)	(6.7)
BMI	(20.5)	血管内(L)	(2.2)

合は，電解質を含まない5％ブドウ糖を主体にして水を補充します．

② 体液量減少（volume depletion）：正ナトリウム血症あるいは低ナトリウム血症

細胞外液が主に減少した場合をさしています．この場合は，生理食塩液を主体とした補充が基本になります．

輸液シート5に含まれる計算式

Watsonの体液量(L) = 2.447 + 0.3362 × 体重(kg) + 0.1074 × 身長(cm) − 0.09516 × 年齢
体重比率(%) = 100 × Watsonの体液量(L) ÷ 体重(kg)
BMI = 100 × 100 × 体重(kg) ÷ [身長(cm)]^2

細胞内液(L) = 8 ÷ 12 × 体液量(L)
組織液(L) = 3 ÷ 12 × 体液量(L)
血管内(L) = 1 ÷ 12 × 体液量(L)

輸液シート6に含まれる計算式

Watsonの体液量(L) = −2.097 + 0.2466 × 体重(kg) + 0.1069 × 身長(cm)
体重比率(%) = 100 × Watsonの体液量(L) ÷ 体重(kg)
BMI = 100 × 100 × 体重(kg) ÷ [身長(cm)]^2

細胞内液(L) = 8 ÷ 12 × 体液量(L)
組織液(L) = 3 ÷ 12 × 体液量(L)
血管内(L) = 1 ÷ 12 × 体液量(L)

文　献

1) Mange, K., et al. : Language Guiding Therapy: The Case of Dehydration versus Volume Depletion. Ann Intern Med, 127 : 848-853, 1997
2) Post, T. W. & Rose, B. D. : Dehydration is not synonymous with hypovolemia. UpToDate, 8（1）, 2000

第1部 体液

5. volume depletion（体液量減少）の判断はどうしたらいいのですか？

　　volume depletion（体液量減少）による血圧低下や下大静脈の虚脱が生じる前の身体所見として以下のようなものがあげられます（表1）．

① **皮膚のturgor**：ハンカチ徴候，高齢者では，前頭部だけが，診断的意義があります．

② **毛細血管再充満時間　capillary refill time**：中指の爪を検者が5秒間圧排して放すと，通常は白くなった爪床が2秒以内に再び紅潮を帯びますが，体液量減少があるとこの回復時間が遷延します．爪の毛細血管は，年齢，性，気温，血圧の影響を受けやすく，95％の人が該当する基準では，小児と成人男性では2秒，成人女性では2.9秒，高齢者では4.5秒になります．経験的な2秒という基準には科学的な根拠は全くありません．

③ **tilt test：チルト・テスト**：2分間座位を保持し，心拍数（30秒間測定し2倍した値）と血圧を測定．その後1分間，立位を保ち，心拍数と血圧を測定．通常は，心拍数は9～13/分増加し，血圧は収縮期で2～6 mmHg，拡張期で3～7 mmHg以内の低下で

表1 ● volume depletion（体液量減少）を判断できる身体所見

1．血圧低下
2．下大静脈の虚脱
3．皮膚のturgor
4．毛細血管再充満時間（capillary refill time）
5．tilt test：チルト・テスト

す．心拍数が30/分の増加，あるいは血圧が20 mmHg以上の低下を示す場合に，チルトテスト陽性と判断します．

volume depletionへの対処は，生理食塩液を主体とした補充になります．

文　献

1) McGee, S. : Hypovolemia. In Evidence-based physical diagnosis. pp100-103, W.B.Saunders Company, Philadelphia, 2001
2) Napolova, O., et al. : Assessing the degree of extracellular fluid volume contraction in a patient with a severe degree of hyperglycaemia. Nephrol Dial Transplant, 18 : 2674-2677, 2003
3) Beecher, H. K., et al. : The internal state of the severely wounded man on entry to the most forward hospital. Surgery, 22 : 672-681, 1947
4) Schringer, D. L., et al. : Defining normal capillary refill: variation with age, sex, and temperature. Ann Emergency Med, 17 : 932-935, 1988
5) Lewin, J. & Maconochie, I. : Capillary refill time in adults. Emerg Med J, 25 : 325-326, 2008

第1部 体液

in-out balance

6. 不感蒸泄（呼吸と皮膚からの蒸発）による体液量の減少はどれくらいですか？

$pH = 7 + (80 - 24 \times PaCO_2 \div HCO_3) \div 100$

Let's Try

輸液シート 7　呼吸と皮膚からの不感蒸泄量推測式（＞15歳）

年齢（15歳より大きい），体重，体温を入力して下さい．不感蒸泄量が推測できます．

		肺(mL)	皮膚(mL)
年齢（＞15歳）	(58)		
体重(kg)	(65)		
体温(℃)	(38)		
不感蒸泄量(mL)	(1,215)	(405)	(810)

輸液シート 8　呼吸と皮膚からの不感蒸泄量推測式（≦15歳）

年齢（15歳以下），体重，体温を入力して下さい．不感蒸泄量が推測できます．

		肺(mL)	皮膚(mL)
年齢（15歳以下）	(13)		
体重(kg)	(30)		
体温(℃)	(38)		
不感蒸泄量(mL)	(750)	(250)	(500)

呼吸と皮膚からの蒸発の基本式として，15mL×体重kg＋200×（体温－36.8℃）があります（輸液シート7，8）．現場ではこれを簡略化した成人の概算式＝15mL×体重kg，15歳以下の概算式＝（30－年齢）

mL×体重kgが用いられています．気温が30℃以上では，気温1℃上昇ごとに15％増加するとされています．

体重60 kgの成人は，15×60＝900 mLになります．そのうち，肺：皮膚＝1：2ですので，呼吸で肺から喪失するものが300 mLで，皮膚から喪失するものが600 mLになります．

これに発汗が加わると水分と塩分が喪失します．発汗量は計測できませんが，体重の減少量に相当していると判断します．発汗の成分は，Na濃度：40〜60 mEq/L，K濃度：4〜5 mEq/L，Cl濃度：30〜50 mEq/L，Mg濃度：1.5〜5.0 mEq/Lであり，浸透圧は，80〜185 mOsm/Lです．すなわち血漿浸透圧290〜300 mOsm/Lとすると，27〜60％程度の低張液，低電解質溶液になっています．維持液としては，4号液，3号液，2号液に相当しています．

輸液シート7に含まれる計算式
不感蒸泄量(mL)＝15×体重(kg)＋200×[体温(℃)−36.8]
肺からの不感蒸泄量(mL)＝不感蒸泄量(mL)÷3
皮膚からの不感蒸泄量(mL)＝不感蒸泄量(mL)×2÷3

輸液シート8に含まれる計算式
不感蒸泄量(mL)＝(30−年齢)×体重(kg)＋200×[体温(℃)−36.8]
肺からの不感蒸泄量(mL)＝不感蒸泄量(mL)÷3
皮膚からの不感蒸泄量(mL)＝不感蒸泄量(mL)×2÷3

文 献

1) Costill, D. L., et al.: Water and electrolyte replacement during repeated days of work in the heat. Aviat Space Environ Med, 45 : 795-800, 1975

in・out balance

第1部 体液

7. 発汗があると体液はどのように変化しますか？

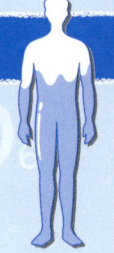

1 発汗による体温変化

体温上昇による皮膚の温度センサーへの刺激は，知覚神経を介して視床下部に伝達されます．その後，体温を低下させるために視床下部は発汗の指令を出します．交感神経を介して神経の末端から分泌されたアセチルコリンがエクリン腺に作用します．エクリン腺は，血漿の一部を分泌しますが，電解質の多くは汗腺の導管で再吸収されます．この点は，腎臓の糸球体と尿細管の関係によく似ています．しかし，エクリン腺からの分泌量が増加すると再吸収が間に合わなくなり，体液が大量に喪失することになります．この水分が皮膚の外で蒸発する際に，熱を放出して体温が下がります．

2 発汗による電解質濃度の変化

発汗の成分は，Na濃度：40〜60 mEq/L，K濃度：4〜5 mEq/L，Cl濃度：30〜50 mEq/L，Mg濃度：1.5〜5.0 mEq/Lであり，浸透圧は，80〜185 mOsm/Lという報告があります．また，汗のNa濃度とCl濃度には，$[Na^+]=0.93\times[Cl^-]+10$の関係式があります．さらに，$Na^+$流量$=0.101\times[発汗量]-0.217$，$Cl^-$流量$=0.0064\times[発汗量]+0.06$という式もあります．発汗量についても，体温，気温，湿度，風などによって推測式が提案されていますが，複雑なので省略します．

1時間のサッカーの試合での体液量の減少とNa喪失を検討した報告では，個体差が大きいのですが，体重62.5 kg（SE：6.8），体液喪失量 1.54 L（0.57），発汗中Na濃度55 mmol/L（27），発汗からのNa喪失量82 mmol（62），尿中Na喪失量110 mmol（36），総Na喪失

量192 mmolとされています.

　重要な点は，発汗中Na濃度は55 mmol/Lであり，生理食塩液の約30％濃度の低張な溶液に相当するということです．発汗だけによる喪失に対しては3号維持液が適当でしょう．ただし，尿からの喪失も考慮すると，生理食塩液あるいは1号維持液が妥当になります．

　もし，発汗が1時間にわたって持続している人に対して，5％ブドウ糖あるいは純粋な水で補給した場合は，低ナトリウム血症になります．

文　献

1) Costill, D. L., et al. : Sweating: Its composition and effects on body fluid. Ann N Y Acad Sci, 301 : 160-174, 1977
2) Pilardeau, P. A., et al. : Sweat collection from athletes. Brit J Sports Med, 19 : 197-198, 1985
3) Mao, I. F., et al. : Electrolyte loss in sweat and iodine deficiency in a hot environment. Arch Environ Health, 56 : 271-277, 2001

第1部 体液

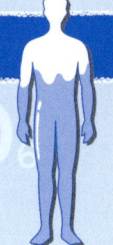

8. 下痢があると体液はどのようになりますか？

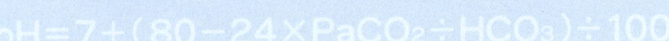

1 下痢による体液変化

下痢便のNa濃度は，25〜50 mEq/L，K濃度は，35〜60 mEq/L，Cl濃度は20〜40 mEq/Lとされています．K濃度は血清濃度（4 mEq/L）と比較して10倍多い量になります．またpHはアルカリ性を示していますので，HCO_3^-の喪失量が多いことを意味しています．すなわち，大量の下痢が生じていると，

①体液量の大幅な減少，
②体液減少に対応するADHの過剰分泌による低ナトリウム血症，
③便からのK喪失による低カリウム血症，
④便からのHCO_3^-喪失による高Cl性代謝性アシドーシス

が生じることになります．

これに対しては，体液量を補正，Kの補給，HCO_3^-の補充が重要になります．

2 コレラや赤痢による下痢への対応

開発途上国では，コレラ，赤痢などの感染性下痢症が重要な問題ですが，米国内でも年間死亡者は300〜400名，入院患者も20万人，外来患者が，150万人とされています．多くは，中南米からの入国者からの感染が主体です．

コレラは，*Vibrio cholerae* の感染によって発症しますが，感染地区への旅行，食事・飲水などで伝播します．特徴的な症状は，急激に発症して1Lに達する「米のとぎ汁様の大量の下痢便」です．便臭や血便はありません．最大で1日15Lまで達することもあります．これらで

は，トキシンが小腸粘膜細胞に働いて大量の水分とClが喪失します．

　治療法の原則は輸液療法と抗菌薬投与です．oral rehydration solution（ORS：経口補水液）あるいはoral rehydration therapy（ORT）が，その経済性から注目を集めています．経口摂取が可能な軽症から中等症までは，ORSで十分対応ができます．さらに最近のsystematic reviewでは，グルコースを主体にしたORSより，米でんぷん主体，トウモロコシでんぷん主体などのポリマー含有の方が下痢の期間が短いことが明らかにされています．しかし，経口摂取ができない場合や大量の体液量の減少がある場合は，点滴輸液を行い，乳酸リンゲル液が選択されます．抗菌薬としては，*Vibrio cholerae*に感受性のある，テトラサイクリン，ペニシリン，ST合剤，ニューキノロンが使用されます．

　赤痢は，*Shigella sonnei*, *Shigella Flexneri*, *Shigella dysenteriae*の感染によって生じます．突然の下痢と下腹部痛，頻回便意で発症します．下痢便は，血液と粘液を混入しています．発熱，悪寒，食欲不振，全身倦怠感，頭痛などの全身症状も出現します．重症例では，脱水と低血圧が認められますので，輸液と同時に抗菌薬（ST合剤，ニューキノロン）の使用が重要になります．

文　献

1) Chmbers, H. F. : Infectious diseases: bacterial & chlamydial. In Current Medical Diagnosis & Treatment 2004（Tierney, L. M., et al. ed.），pp1364-1365, Lange, New York, 2004
2) Rao, M. : Oral rehydration therapy: New explanation for an old remedy. Annu Rev Physiol, 66 : 385-417, 2004
3) Gregorio, G. V., et al. : Polymer-based oral rehaydration for treating acute watery diarrhea (Review) . The Cochrane Library, Issue 3, 2009 : http//:www.thecochranelibrary.com

第1部 体液

9. 嘔吐があると体液はどのようになりますか？

1 嘔吐による体液・電解質の喪失

　胃液は，1回の食事で約500〜700 mL分泌されます．1日の分泌量は約1,500〜2,500 mLとされています．その成分の主体は塩酸（HCl）でpHは1.0〜1.5の強酸性になっています．さらに蛋白分解酵素のペプシノゲンは胃液で分解されてペプシンになります．$pH = -\log[H^+]$ですので，pH 1.0では，$[H^+]$は10^{-1} mol/L＝0.1 mol/L＝100 mmlo/L存在することになります．すなわち，$H^+ + Cl^-$として分泌されるのですから，両者とも1 L中に，100 mmol/L＝100 mEq/L排泄されることになります．Cl^-の血中濃度は約100 mEq/Lですので，体重60 kgの人の細胞外液量が12 Lとすると，胃液1 Lを嘔吐するか，あるいはチューブで体外に胃液を排泄すると，血清Cl濃度は約10 mEq/L低下することになります．また，胃液のNa濃度は，60 mEq/L，とされていますので，胃液1 Lの喪失でNaは60 mEq喪失し，血清Na値は約5 mEq/L程度低下する可能性があります．

　ここで嘔吐後の血清Na値135 mEq/L，血清Cl値90 mEq/Lになった場合を例に，嘔吐後の状態を考えてみましょう．Na－Cl＝アニオンギャップ＋HCO_3^-の式が成り立っていますので，Na－Cl＝135－90＝45になります．アニオンギャップが基準値12であるとすれば，HCO_3^-が33になります．HCO_3^-の基準値は24ですので，33－24＝9増加しています．すなわち代謝性アルカローシスが存在することになります．また，胃液のK濃度は10 mEq/Lですので，胃液1 Lの喪失でKは10 mEq喪失します．

　呼吸性代償が十分であるとすれば，$PaCO_2 = HCO_3^- + 15 = 33 +$

15＝48になると予想されます．このときの血中 $[H^+]=(24 \times PaCO_2) \div HCO_3^-$ になりますので，代入すると，$[H^+]=(24 \times PaCO_2) \div HCO_3^- = (24 \times 48) \div 33 = 35$ になります．

これによりpH＝7.(80－$[H^+]$)＝7.45と予想されます．代謝性アルカローシスの状態では，細胞外液のKイオンが，細胞内に移動するために喪失分に加え，さらに低下します．

すなわち，嘔吐量が多いと，
①体液量の減少，
②低クロール血症，
③代謝性アルカローシス，
④低カリウム血症
の状況になります．

2 嘔吐時の輸液療法

これを正常状態に戻すためには，生理食塩液を主体とした輸液が基本になります．乳酸あるいは酢酸を含んだ輸液剤（乳酸リンゲル液，酢酸リンゲル液）では，乳酸あるいは酢酸が代謝されて HCO_3^- が産生されますので代謝性アルカローシスは改善されません．さらに代謝性アルカローシスの補正が必要な場合は，Na含有量とCl含有量を比較してCl含有量の多いアミノ酸製剤を使用することもあります．いずれにせよ，Clを十分補給することが基本になります．

演習問題 01

症　例：65歳の男性．下腿の浮腫を主訴に来院した．4カ月前から徐々に浮腫の程度が強くなってきた．身長 170 cm，体重 66 kg（以前の体重 63 kg），体温 36.6 ℃．脈拍 72/分，整．血圧 130/86 mmHg．意識は清明，下腿に浮腫 2＋．

尿所見：蛋白 3＋，潜血（−），沈渣に赤血球 0/1 視野，脂肪円柱 3/1 視野

血液所見：赤血球 400万，Hb 12.0 g/dL，Ht 38 %，白血球 4,600

血清生化学所見：空腹時血糖 96 mg/dL，HbA1c 5.4 %（基準 4.3〜5.8），TP 5.7 g/dL，Alb 2.2 g/dL，BUN 22 mg/dL，Cr 1.2 mg/dL，尿酸 7.0 mg/dL，Na 136 mEq/L，K 3.5 mEq/L，Cl 100 mEq/L

問 題

❶ 体液量はどれくらいですか？

❷ 体液量の分布はどのようになっていますか？

❸ 塩分としてどれくらい貯留していますか？

❹ 浮腫をとるためにループ利尿薬を使用すると血液検査はどのように変化しますか？

解答・解説

❶体液量はどれくらいですか？

Watsonの推測式とインピーダンス法を一緒に計算してみましょう．

Watsonの推測式では，体液量は36.7 L，体重に対する比率は55.6％になります．

一方，インピーダンス法では，体液量は40.1 L，体重に対する比率は60.8％になります．両者で3.4 Lの違いがあります．いずれが正しいかは正直判定できません．

⇒第1部-2，3参照

男性				
年齢（歳）	65.0	Watsonの体液量(L)	36.7
身長(cm)	170.0	体重比率(％)	55.6
体重(kg)	66.0	BMI	22.8

インピーダンス法の体液量(L)	40.1
体重比率(％)	60.8
脂肪除外量	55.3
体細胞量	28.2
脂肪量	10.7

※輸液シート3より

❷体液量の分布はどのようになっていますか？

今回は，Watsonの推測式を使って解説してみます．体液量が36 Lであると，細胞内液：細胞外組織液：血管内液＝24 L：9 L：3 Lになります．しかし，浮腫が存在していることから，血管内液はやや減少し，細胞外組織液が増加した状態になります．血清アルブミンが低下しており，組織から血管内に水が移動しない状況ですのでアンバランスが生じています．おそらく細胞内液：細胞外組織液：血管内液＝24 L：10 L：2 Lのように変化していると予想されます．

⇒第1部-4参照

❸塩分としてどれくらい貯留していますか？

以前の体重が，63 kgで現在が66 kgですので，3 kg増加しています．このことは，生理食塩液が3 L増加したことと同じ意味ですので，3×9 g＝27gの塩分が体内に貯留していることを意味しています．

❹浮腫をとるためにループ利尿薬を使用すると血液検査はどのように変化しますか？

体内の過剰な塩分を尿から排泄するために，利尿薬を使用します．ループ利尿薬は，1/2生理食塩液と同じ濃度の塩分を含む尿を排泄します．す

なわち，生理食塩液3L×2＝6Lの尿が排泄されたときにようやく塩分貯留がゼロになります．

しかし，最初に血管内の水分が排泄されて血管内がやや高張になってようやく組織から水が移動します．ループ利尿薬を投与すると血管内液量は減少します．すなわち腎前性腎不全に近い病態になります．その結果BUN，Crは上昇します．尿酸も上昇し10を超えることもしばしば生じます．Na，Clは不変か軽度上昇しますが，Kは排泄量が多くなりますので低下します．また，レニン・アルドステロン系が賦活化され低カリウム血症になります．循環血液量が低下しますのでGFRは低下します．hANP（ハンプ）も1/2生理食塩液と同じ濃度の塩分を排泄しますが，GFRは低下させません．この点が大きな違いになります．

ループ利尿薬が過量になると，BUN，Crの上昇と尿酸の上昇が著しくなります．さらに低カリウム血症が生じますので，このような検査異常がみられたら，ループ利尿薬を減量するか中止するようにしましょう．最近経験した症例ですが，浮腫が強いということで研修医が，ループ利尿薬を多めに処方しました．投与後のデータを外来受診時にみて，利尿薬過剰投与によるものと判断して減量，その後中止しました（表2）．

表2● ループ利尿薬過剰投与による検査異常例

ループ利尿薬	投与前	投与中	中止後
Alb (g/dL)	2.9	3.7	3.2
BUN (mg/dL)	18.1	45.2	21.4
Cr (mg/dL)	1.71	2.37	1.73
尿酸 (mg/dL)	7.6	12.4	7.5
Na (mEq/L)	140	142	141
K (mEq/L)	4.2	3.8	4.2
Cl (mEq/L)	111	107	111

輸液ができる，好きになる

演習問題 02

問題

あなたは，東南アジアに友人と旅行に出かけました．市街地から約50 km離れた農村で友人が突然，米のとぎ汁様の下痢を生じたため，近くの農家で休ませてもらいました．あなたは，コレラを疑い手持ちのニューキノロンを内服させましたが，下痢は止まりません．農家には，飲料水は10 Lくらいありました．料理用の食塩，砂糖もありました．ベーキングパウダー（ふくらし粉）もありました．調理用のスプーン（5 g用）もありました．これらで適切な経口輸液剤を作成してみてください．

解答・解説

生理食塩液1L中には，食塩（NaCl）が9g入っています．

食塩（NaCl＝58.5）1gは，Na，Clとも17.1 mEqに相当しますので生理食塩液は9×17.1＝154 mEqのNaを含有しています．

重曹（NaHCO$_3$＝84）1gは，Na，HCO$_3$とも12 mEqに相当します．

WHO-ORSに準じた溶液を作成するには，5gのスプーンで1杯の食塩，スプーン3杯の砂糖〔本当は，ブドウ糖ではないので，白糖では2倍量（スプーン6杯程度）が必要になるとされています〕，スプーン半分のふくらし粉（重曹）を1Lの水に溶かすとできあがります．Kの補給は，果汁（バナナ100g当り400 mg＝約10 mEqのK含有）でも代用できます（表3）．

投与量は，体液量の喪失に見合った量を補充することになりますが，1日8Lに達することもあります．最初は1L程度の補充を行います．

⇒第1部-8参照

表3●各経口輸液剤の組成

	WHO-ORS	ソリタT2 顆粒	ソリタT3 顆粒	rice-based ORS	オーエスワン®
Na（mEq/L）	75＝4.2g食塩	60	35	90	50
K（mEq/L）	20	20	20	20	20
Cl（mEq/L）	65	50	30	80	50
グルコース（g/L）	13.5	22	23		18
HCO$_3^-$（mEq/L）	クエン酸10	3	3	クエン酸10	乳酸31
浸透圧（mOsm/L）	245			280	270
その他				米粉50g	

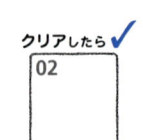

コラム●輸液療法の歴史

1831年 O'Shaughnessyがコレラ患者に，食塩水と重曹水からなる注射液を投与し劇的な効果をあげました．

1883年 Sydney Ringerは，魚の収縮筋細胞に電解質溶液が重要であることを報告し，Na，K，Cl，Caの適切な濃度を明らかにしました（リンゲル液）．

第一次世界大戦：リンゲル液を大量に使用すると，希釈性代謝性アシドーシスが発生することがわかりました．

1932年 Alexis Hartmannは，リンゲル液に乳酸Naを加えた乳酸リンゲル液を作成しました（ハルトマン液）．

1940年代 DarrowとHarrisonが，oral rehydration solution（ORS）の開発を行いました．

1960年代 ハルトマン液と5％ブドウ糖液の組み合わせで，低張液が作られ維持溶液として販売されました．

1964年 Wretlind（スウェーデン）が末梢静脈から投与する脂肪乳剤，グルコース，アミノ酸液を開発しました．

1968年 Dudrick（アメリカ）が，中心静脈ルートを開発し，高張注射液の投与が可能となりました．

1968年 バングラディシュでのコレラの流行に際してORSが静脈内投与に匹敵することが証明されました．

1978年以降 プラスティックバッグによる中心静脈栄養基本液が定着しました．

演習問題 03

問題

あなたは，趣味のヨットをしている最中に嵐にあい，太平洋上を漂流する事態に陥りました．幸い，食料は，乾パン，チョコレートなど5日分くらいはありますが，水は，2Lのペットボトルで2本（4L）しかありません．どのようにして水分と塩分を確保しますか？

解答・解説

　海水の塩分濃度は約3.5％です．この海水と4Lの純水で，生理食塩液（0.9％）を作ればよいことになります．生理食塩液は0.9％で4Lですので，食塩が36g含まれています．3.5％の食塩液，1Lには，35gが含まれています．

　海水XLをとると，35Xの塩分があります．4Lの純水と混ぜると総容量は，4＋Xになります．35X＝9×（4＋X），X＝1.38L

　海水を1.38Lと純水4LすなわちL：12L＝1：3の割合で混ぜると約0.9％の生理食塩液5.38Lができます．これで5日間はがんばれそうです．

演習問題 04

症　例：57歳の女性．数日前から嘔吐をくり返すため緊急入院となった．4カ月前に膵臓癌と診断されたが，根治手術が困難であり自宅安静としていた．身長 165 cm，体重 55 kg，体温 36.6 ℃．脈拍 100/分，整．血圧 110/60 mmHg．意識は清明．嘔吐が頻回であり胃液チューブを挿入し，1日で約2 Lを吸引した．
尿所見：異常なし
血液所見：赤血球 398万，Hb 11.9 g/dL，Ht 36.5 %，白血球 13,000
血清生化学所見：空腹時血糖 96 mg/dL，HbA1c 5.4 %（基準4.3〜5.8），TP 5.6 g/dL，Alb 3.5 g/dL，BUN 16 mg/dL，Cr 0.8 mg/dL，尿酸 1.3 mg/dL，Na 131 mEq/L，K 4.0 mEq/L，Cl 78 mEq/L

問 題

❶ アニオンギャップが正常であるとして，予想されるHCO_3^-はいくらでしょうか？

❷ 呼吸性代償が正常であるとすると，予想されるpHはいくらでしょうか？

❸ 1カ月前の検査成績では，BUN 20 mg/dL，Cr 0.8 mg/dL，尿酸 4.2 mg/dL，Na 140 mEq/L，K 4.6 mEq/L，Cl 97 mEq/Lですが，入院時の体液状態をどのように判断しますか？

❹ 治療をどうしますか？

解答・解説

❶ **アニオンギャップが正常であるとして，予想されるHCO_3^-はいくらでしょうか？**

アニオンギャップ＝12（1ダース），
HCO_3^-＝24（2ダース），
Na－Cl＝アニオンギャップ＋HCO_3^-＝36（3ダース）

という関係があります．今回の症例では，Na 131 mEq/L, K 4.0 mEq/L, Cl 78 mEq/Lですので，Na－Cl＝131－78＝53になります．アニオンギャップを正常12であるとすれば，HCO_3^-＝Na－Cl－アニオンギャップ＝53－12＝41と予想されます．すなわち，HCO_3^-が著明に増加していると推測され，代謝性アルカローシスが存在します．

❷ **呼吸性代償が正常であるとすると，予想されるpHはいくらでしょうか？**

呼吸性代償が正常であるとすると，$PaCO_2$＝HCO_3^-＋15＝41＋15＝56と予想されます．このときの血中$[H^+]$＝(24×$PaCO_2$)÷HCO_3^-になりますので，代入すると，$[H^+]$＝(24×$PaCO_2$)÷HCO_3^-＝(24×56)÷41＝30になります．

pH＝7.(80－$[H^+]$)＝7.50と推測できますので，低クロール血症性代謝性アルカローシスと診断します．原因は，大量の胃液のドレナージによるものです．

❸ **1カ月前の検査成績では，BUN 20 mg/dL, Cr 0.8 mg/dL, 尿酸 4.2 mg/dL, Na 140 mEq/L, K 4.6 mEq/L, Cl 97 mEq/Lですが，入院時の体液状態をどのように判断しますか？**

1カ月前のデータ

BUN 20 mg/dL, Cr 0.8 mg/dL, 尿酸 4.2 mg/dL, Na 140 mEq/L, K 4.6 mEq/L, Cl 97 mEq/L

入院後のデータ

BUN 16 mg/dL, Cr 0.8 mg/dL, 尿酸 1.3 mg/dL, Na 131 mEq/L, K 4.0 mEq/L, Cl 78 mEq/L

両者を比較してみましょう．尿酸，Na，K，Clが低下しています．体

液量が大幅に低下したために，ADH（antidiuretic hormone：抗利尿ホルモン）の分泌刺激が作動し，水の再吸収が生じ尿酸，Naが低下しているものと考えられます．この状態はSIADH（syndrome of inappropriate secretion of antidiuretic hormone：ADH不適合分泌症候群）というよりは，大幅な体液量減少による反応と考えた方がよいでしょう．

❹治療をどうしますか？

　治療法の基本は，Clを主体にした輸液になります．すなわち生理食塩液を胃液の喪失分以上に補充することが重要になります．低クロール血症性代謝性アルカローシスの補正が必要な場合は，Na含有量とCl含有量を比較してCl含有量の多いアミノ酸製剤を使用することもあります．いずれにせよ，Clを十分補給することが基本になります．

　尿細管からのHCO_3^-の再吸収を抑制して，代謝性アシドーシスを起こす薬剤として炭酸脱水酵素阻害薬（ダイアモックス®）があります．理論的には，代謝性アルカローシスに有効で代謝性アルカローシスを改善するはずです．しかし利尿作用が主作用ですので体液量がさらに減少します．その結果ショック状態あるいは，深部静脈血栓症あるいは肺塞栓症を引き起こす危険があります．すなわち，この患者の治療法の基本は，目の前の代謝性アルカローシスを改善することではなく，胃液喪失による体液量の大幅な減少による低クロール血症性代謝性アルカローシスで生理食塩液輸液であることを再認識しましょう．

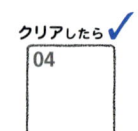

第2部　ナトリウム（Na）

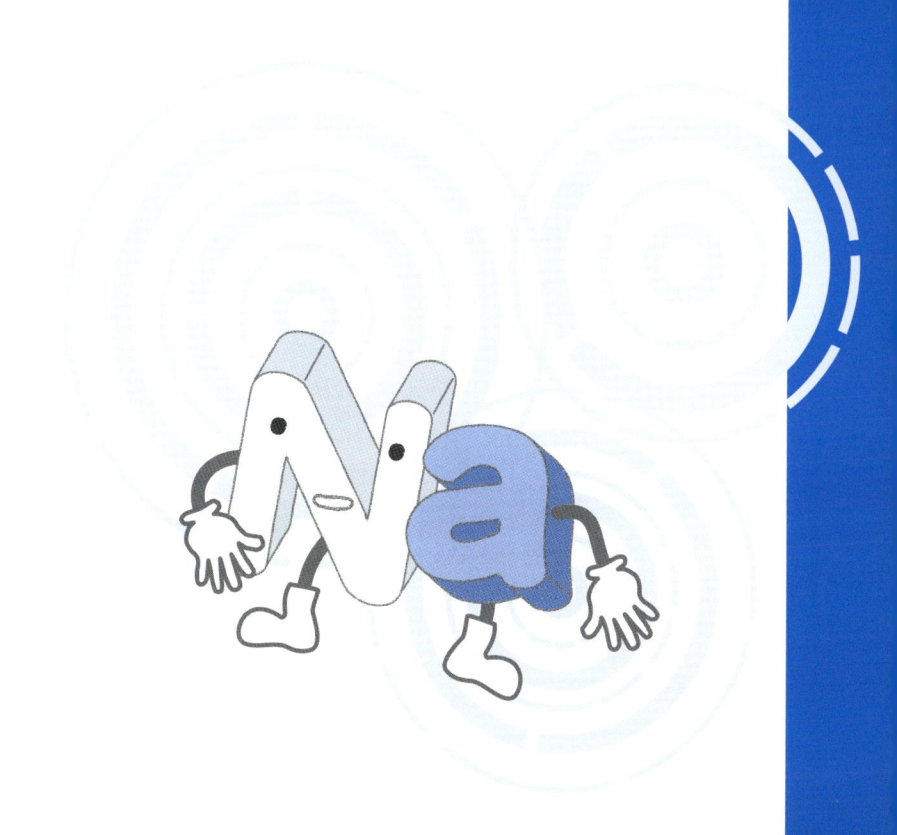

第2部 ナトリウム（Na）

10. 体液量とNaの関係はどうなっていますか？

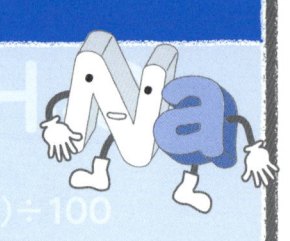

体液量と体内Na量とは密接に関連しています．次の3つのシステムで作動しています．

❶血清Na値—体液量系

（血清Na値の2倍＋α）が血漿浸透圧に相当します．視床下部は脳血流関門（BBB：blood-brain barrier）の発達が悪いので浸透圧受容体細胞は血漿浸透圧の影響を大きく受けます．血漿浸透圧が285〜290 mOsm/Lから2％ほど上昇すると浸透圧受容体細胞が感知し，口渇中枢を刺激し飲水を促します．また抗利尿ホルモンであるADHの分泌を促進します（図2）．ADHのわずかな上昇で，尿の濃縮は最大に達するという特徴があります．逆に2％ほど血漿浸透圧が低下すると，ADHの作用はほぼ完全に抑制されてしまいます．ADH分泌量＝0.38×（血漿浸透圧－280）の関係式に相関します．

❷体液量—体内Na量系

体液量が減少すると糸球体濾過量が低下します．あるいは尿細管での塩分喪失量が多いと，体液量減少を感知して傍糸球体装置からレニンが分泌され，最終的に副腎からのアルドステロンによって，尿細管でのNa再吸収，K排泄が生じ，体内Na量が増加し体液量が上昇します．これが体液量Vをとらえて，溶質量Qを調節する系であり，レニンアンジオテンシンアルドステロン系とよばれています．

3 体液量—体液量系

　体液量が減少して左房圧が低下するとADHの分泌を亢進させ，水分の再吸収を亢進させます（図3）．左房圧低下でのADHの分泌はあまり鋭敏ではないですが，きわめて強力な作用があります．

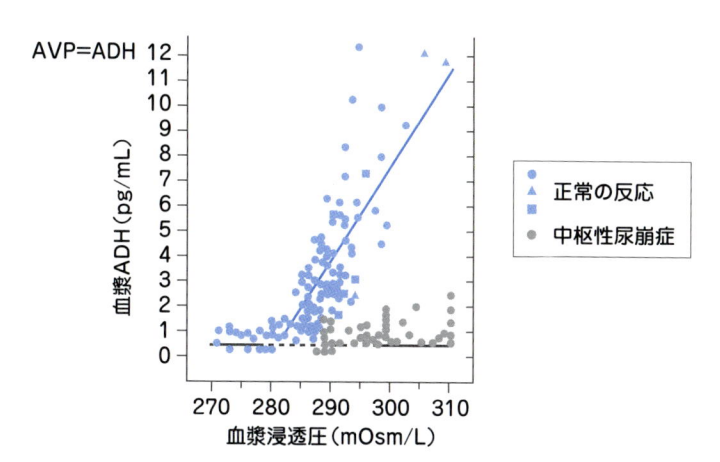

図2●血漿浸透圧とADH分泌の関係

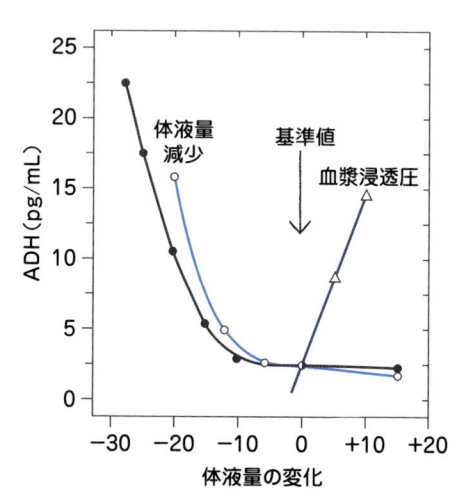

図3●体液量および血漿浸透圧の変化とADHの分泌

第2部　ナトリウム（Na）

11. 血清Na値はどのようにして決定されるのでしょうか？

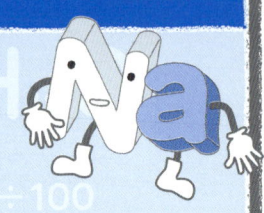

　単純に考えると，細胞外液にNaが多く含まれていますので，血清Na値はNa量÷細胞外液量のような印象があります．しかし，体液量の2/3（体重の40％）に相当する細胞内にもNaが約20 mEq/Lの濃度で存在しています．またカリウムが約100 mEq/Lで存在しており，細胞内の浸透圧と細胞外の浸透圧は同じにするためにNa，K濃度が調整されています．

　もし，電解質を含まない水分を多量に細胞外に投与しますと，細胞外液の浸透圧は低下します．その次のステップで，水が細胞内に移動して細胞内液の浸透圧が低下して細胞外液と同じになって釣り合いがとれます．一方，もし体内のKが大幅に減少すると細胞内のKも大幅に減少します．そうすると，細胞内の浸透圧が低下して水は，細胞外に移動し浸透圧の均衡が保たれます．その結果，血清Na値は低下します．そのような点を考慮すると，血清Na値は，（体内総Na量［exchangeable］＋体内総K量［exchangeable］）÷体液量と相関することになります．

　ここで，［exchangeable］という少し理解しにくい用語を使用していますが，それは，細胞内外を移動しうるものという概念です．

　さらにNaには，急速に細胞外から消失するものと緩徐に移動するもの2種類があります．

　最近，皮下組織に貯蔵されるNaが，ポリマー化したグルコサミノグルカン塩を形成し，Na全体量の15～20％を占めていることが明らかになりました．それは水溶液ではないので直接には血清Na値と関連がありませんが，今後，貯蔵Naという点で肥満―高血圧症との関連で重

要になるでしょう．

文 献

1) Edelman, I. S., et al. : Interrelations between serum sodium concentration, serum osmolarity and total exchangeable sodium, total exchangeable potassium and total body water. J Clin Invest, 37 : 1236-1256, 1958
2) Titze, J., et al. : Glycosaminoglycan polymerization may enable osmotically inactive Na+ storage in the skin. Am J Physiol Heart Circ Physiol, 287（1）: H203-208, 2004 ; Epub 2004 Feb 19

第2部　ナトリウム（Na）

12. 血清Na値，血漿浸透圧，尿浸透圧とADHの関係はどのようになっていますか？

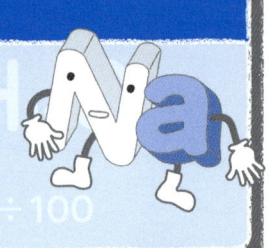

Let's Try

輸液シート9　血漿浸透圧とADH分泌

血清Na値，血糖値，BUN，尿浸透圧実測値を入力してみて下さい．ADH分泌量を予測できます．

血清Na値（mEq/L）	（143）
血糖値（mg/dL）	（120）
BUN（mg/dL）	（36）
尿浸透圧実測値（mOsm/L）	（830）
血漿浸透圧予測値（mOsm/L）	（306）
有効血漿浸透圧予測値（mOsm/L）	（293）
血漿浸透圧に対する推定ADH分泌量（pg/mL）	（9.7）
ADH分泌予測値（実測近似）（pg/mL）	（4.6）

推定ADH分泌量＝ADH分泌予測値：正常反応
推定ADH分泌量＞ADH分泌予測値：ADH分泌不全など
推定ADH分泌量＜ADH分泌予測値：データ再検討必要

　血漿浸透圧は，2×血清Na値＋血糖/18＋BUN/2.8で予測することができます．ただし，BUNは細胞膜を容易に通過しますので有効浸透圧は，2×血清Na値＋血糖/18になります．血漿浸透圧が低いとADH分泌がゼロになり低浸透圧尿（うすい尿）が排泄されます．しかし血漿浸透圧が280 mOsm/L以上になると，ADHが分泌され尿から水が再吸収されるために浸透圧の高い尿（濃い尿）が排泄されます．そ

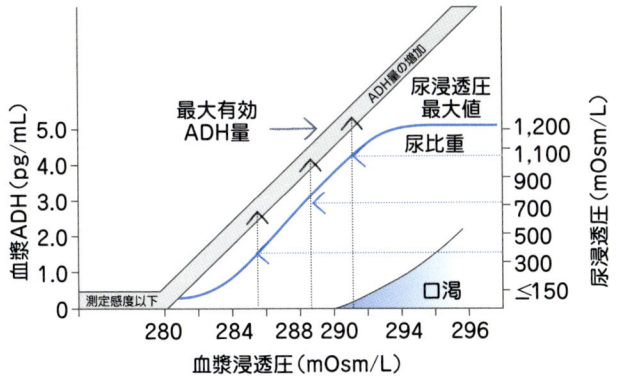

図4 ● 血漿浸透圧と尿浸透圧とADHの関係

れらをまとめたものが図4になりますが，尿浸透圧/血漿浸透圧の値を1.7倍するとADHの分泌量に相当します．

ADHを検査に出しても結果が出るのは約1週間後ですので，救急外来では，この推測のしかたをマスターしておくと応用が利きます（**輸液シート9**）．

輸液シート9に含まれる計算式

血漿浸透圧予測値(mOSm/L) = 2 × 血清Na値(mEq/L) + 血糖値(mg/dL) ÷ 18 + BUN(mg/dL) ÷ 2.8

有効血漿浸透圧予測値(mOSm/L) = 2 × 血清Na値(mEq/L) + 血糖値(mg/dL) ÷ 18

血漿浸透圧に対する推定ADH分泌量(pg/mL) = 0.38 ×〔血漿浸透圧予測値(mOsm/L) − 280〕

ADH分泌予測値(実測近似)(pg/mL) = 1.7 ×〔尿浸透圧実測値(mOsm/L) ÷ 血症浸透圧予測値(mOsm/L)〕

文 献

1) Narins, R. G. & Krishna, G. C. : Disorders of water balance. In Internal Medicine (Stein, J. H. ed.), p.794, Little Brown, Boston, 1987

第2部　ナトリウム（Na）

13. 日本人の平均的な尿中Na排泄量はどれくらいでしょうか？

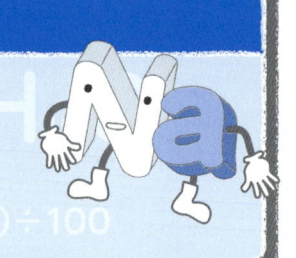

Let's Try

輸液シート 10 Na量と塩分の関係

以下のようにNa量の単位を変換できます．

Na量（mEq）	(170.0)	⇒	NaCl量（g）	(10.0)
Na量（g）	(2.5)	⇒	NaCl量（g）	(6.4)
NaCl量（g）	(10.0)	⇒	Na量（mEq）	(170.0)
NaCl量（g）	(10.0)	⇒	Na量（g）	(3.9)

　一般的に「塩分」という場合は，NaCl（食塩）をさしています．NaClの分子量は，23＋35.5で58.5になります．58.5gのNaClが1モル＝1,000ミリモル（mmol＝mEq）になります．1.0gのNaClは，1÷58.5＝17.1 mmol（mEq）になります．血清Na値はmEq/Lで表現していますが，それがどれくらいの塩分量に相当するのか判断に困ります．例えば，尿中Na総量が1日で170 mEqであると，NaClとしては，170÷17＝10 gに相当することがわかります（**輸液シート10**）．発汗あるいは尿以外の排泄量が1g程度と推定すると，その人の1日塩分摂取量は，尿排泄量10 g＋発汗1 g＝11 gと推測することができるようになります．

　日本人の平均的な塩分摂取量は10〜13 g/日程度です．NaCl（食塩）1.0 g中にはNaは17 mEq含まれていますので，Na摂取量は13×17＝221 mEqになります．厚生労働省が推奨している塩分摂取量7.0

g/日は，119 mEqに相当します．摂取した塩分のほとんどが尿から排泄されますので，1日尿量が1.5 Lであったとすると尿中Na濃度は，79〜147（約80〜150）mEq/Lになっているはずです．簡単には尿中Na排泄量は100 mEq/L前後と覚えておくと便利です．

　食物中の塩分量の概略を覚えておくと患者への食事指導の際に役に立ちます．最近，コンビニ弁当などにもNa量が記載されていますが，少なくみせるため（？）に塩分量ではありません．Na量と記載されている場合は，その$58.5 \div 23 = 2.54$倍がNaCl量になります．塩分の取りすぎに注意しましょう．

> **輸液シート10に含まれる計算式**
> Na量(mEq)からNaCl量(g)への変換＝Na量(mEq)÷17
> 　Na量(g)からNaCl量(g)への変換＝Na量(g)×58.5÷23
> NaCl量(g)からNa量(mEq)への変換＝NaCl量(g)×17
> 　NaCl量(g)からNa量(g)への変換＝NaCl量(g)×23÷58.5

第2部　ナトリウム

第2部　ナトリウム（Na）

14. 低ナトリウム血症の際の臨床症状にはどのようなものがありますか？

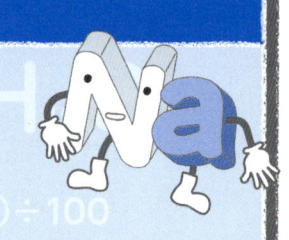

　低ナトリウム血症は入院患者で最も多い電解質異常です．血清Na値が130〜135 mEq/Lとなる患者は，入院患者の15〜22％，救急外来患者の7％といわれています．また，130 mEq/L未満の患者は入院患者の1〜7％とされています．

　臨床症状は，125 mEq/L以上では，ほとんど無症状ですが，血清Na値によって決定されるわけではなく，急性発症（48時間以内）すなわち時間当たりの低下率に依存しています．低ナトリウム血症では血漿浸透圧も低下します．そのことによって水が脳細胞内に移動して脳浮腫が生じます．その程度によって症状が出現することになります．①頭痛，②悪心，③嘔吐，④筋肉痙攣，⑤失見当識，⑥反射低下が生じますが，急激な発症では，⑦てんかん発作，⑧昏睡，⑨呼吸停止，

表4●低ナトリウム血症の臨床症状

症状
①頭痛
②悪心
③嘔吐
④筋肉痙攣
⑤失見当識
⑥反射低下
⑦てんかん発作
⑧昏睡
⑨呼吸停止
⑩脳ヘルニア
⑪死亡

⑦〜⑪：急激な発症で生じる

⑩脳ヘルニア，⑪死亡にいたります（**表4**）．ただし，臨床症状から血清Na値を推測することはできません．

文　献

1) Anderson, R. J., et al. : Hyponatremia; a prospective analysis of its epidemiology and the pathogenetic rile of vasopressin. Ann Intern Med, 102 : 164-168, 1985
2) Upadhyag, A., et al. : Incidence and prevalence of hyponatremia. Am J Med, 119 (Supple1) : S30-S35, 2006

第2部　ナトリウム（Na）

15. 低ナトリウム血症患者でのアプローチはどうしたらよいですか？

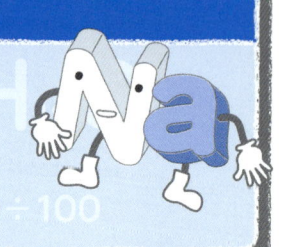

輸液シート11　有効血漿浸透圧

血清Na値，血糖値，BUNを入力すれば浸透圧が予測できます．

血清Na値（mEq/L）	（140）
血糖値（mg/dL）	（90）
BUN（mg/dL）	（14）
血漿浸透圧予測値（mOsm/L）	（290）
有効血漿浸透圧（mOsm/L）	（285）

輸液シート12　高浸透圧性低ナトリウム血症の補正後の血清Na値

血清Na値，血糖値がわかれば補正値が計算できます．

血清Na値（mEq/L）	（131）
血糖値（mg/dL）	（500）
補正後の血清Na値（mEq/L）	（137）

低ナトリウム血症でのアプローチ

1）細胞外液量（体液量）を評価しよう．
　　大幅な体液量減少（すなわち体重減少）がある場合は，ADH分泌が増加し水の再吸収量が増加し，水分過剰により低ナトリウム血症が発生します．

2）血漿浸透圧を推測してみよう．有効血漿浸透圧（tonicity）は，BUNを除いた式（2×血清Na＋血糖÷18）で計算できます（**輸液シート11**）．

3）血漿浸透圧，ADHをオーダーしますが，ADHの結果を得るのは1週間後ですので，臨床現場では役に立ちません．**項目12の輸液シート9**などを用いるとADHが推測できます．

4）実測血漿浸透圧＝血漿浸透圧予測値か，有効血漿浸透圧（tonicity）が275 mOsm/L未満で，尿浸透圧が100 mOsm/L以上であれば，低浸透圧性低ナトリウム血症です．

5）実測血漿浸透圧＞血漿浸透圧予測値であれば（浸透圧ギャップ），偽性低ナトリウム血症（高中性脂肪血症，パラプロテイン血症）あるいは高浸透圧性低ナトリウム血症（高血糖，マンニトール投与）と判断します．この場合は血清Na値に補正を行って考える必要があります（**輸液シート12**）．

6）低ナトリウム血症の患者のなかで最も多い病態は，低浸透圧性低ナトリウム血症になります．

7）血糖値が100 mg/dL上昇すると，血清Na値は約1.6 mEq/L低下します．浸透圧は2.0 mOsm/L上昇します．

輸液シート11に含まれる計算式
血漿浸透圧予測値(mOSm/L) ＝ 2×血清Na値(mEq/L)＋血糖値(mg/dL)÷18
　　　　　　　　　　　　　　＋BUN(mg/dL)÷2.8
　有効血漿浸透圧(mOSm/L) ＝ 2×血清Na値(mEq/L)＋血糖値(mg/dL)÷18

輸液シート12に含まれる計算式
　補正後の血清Na値(mEq/L) ＝ 血清Na値(mEq/L)＋1.6×〔血糖値(mg/dL)−100〕÷100

第2部　ナトリウム（Na）

16. 低浸透圧性低ナトリウム血症の原因は？

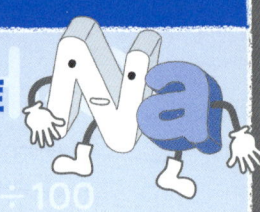

低浸透圧性低ナトリウム血症の原因として表5のようなものがあげられます．

表5●低浸透圧性低ナトリウム血症の原因

1．腎臓での水分排泄能の障害
1）細胞外液量の減少
A．腎臓からのNaの喪失（利尿薬，浸透圧利尿，副腎不全など）
B．腎臓以外からのNa喪失（下痢，嘔吐，失血，third spaceへの体液移動）
2）細胞外液量の増加
A．心不全　　　　　　　　D．腎不全
B．肝硬変　　　　　　　　E．妊娠
C．ネフローゼ
3）細胞外液量が不変
A．サイアザイド利尿薬　　D．SIADH（ADH不適切分泌症候群）
B．甲状腺機能低下症　　　E．電解質摂取不足（beer potommania,
C．副腎不全　　　　　　　　　　tea-and toast diet）
2．水分過剰摂取
1）心因性多飲症
2）塩分のない溶液の投与
3）過剰水分摂取

文献

1) Adrogué, H. J. & Madias, N. F. : Hyponatremia. N Engl J Med, 342 : 1581-1589, 2000

第2部 ナトリウム（Na）

17. 低浸透圧性低ナトリウム血症はSIADHと判断してよいのですか？

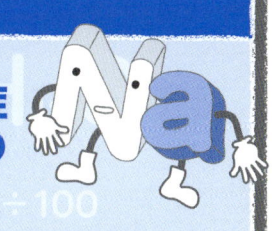

　ADHは，血漿浸透圧が270 mOsm/L以下になると分泌量がゼロになり，280 mOsm/L以上では，0.38×（血漿浸透圧－280）の式に関連して下垂体から分泌されます．また一方で，大幅な体液量の減少でもADHは大量に分泌されます．SAIDH（syndrome of inappropriate secretion of antidiuretic hormone：ADH不適切分泌症候群）とはこのようなルールに合致せずに，低浸透圧性低ナトリウム血症が存在するにもかかわらず，270 mOsm/L以下でもADHが不適切に分泌される病態をさしています．SIADHの最初の報告は，悪性腫瘍に合併する病態でした．

　ただし，これとは逆にADH分泌がゼロであっても低ナトリウム血症が生じることや分泌閾値のリセットによって，血漿浸透圧とADH分泌の関係が左方にずれる場合もあります．また，尿細管細胞の異常によって水・Naの再吸収に障害が起こり低ナトリウム血症を呈することもあります．そのようなことがありthe syndrome of inappropriate antidiuresis（SIAD）（不適切な抗利尿症候群）という概念が提唱されています．すなわちSIADHよりやや大きな疾患概念になります．

文　献

1) Bartter, F. C. & Schwartz, W. B. : The syndrome of inappropriate secretion of antidiuretic hormone. Am J Med, 42 : 790-806, 1967
2) Robertson, G. L. : Regulation of arginine vasopressin in the syndrome of inappropriate antidiuresis. Am J Med, 119 (Suppl1) : S36-S42, 2006
3) Ellison, D. H. & Berl, T. : The syndrome of inappropriate antidiuresis. N Engl J Med, 356 : 2064-2072, 2007

第2部　ナトリウム（Na）

18. 低ナトリウム血症患者の治療はどのようにしますか？

臨床現場での対応

初診時に，急性型か慢性型かを区別することが重要です．

1）急性型（48時間以内の発症）：臨床症状を有する場合

一般的には，神経症状は低ナトリウム血症に至った速度に規定されています．急速に低ナトリウム血症が進行する状況では，血漿浸透圧が急激に低下しています．そのことによって細胞外の水が細胞内に急速に移動し細胞浮腫あるいは細胞融解が生じやすくなります．脳浮腫により意識障害などが出現します．

2）慢性型（72時間以上経過したもの）：臨床症状を欠くか軽微な場合

緩徐に低ナトリウム血症が進行した場合は，水の移動も緩徐であり細胞の損傷は少なくなります．72時間以上の場合を慢性と判断しています．48〜72時間の間は，両者の可能性がありますが，慢性に近い病態と判断します．

意識障害などは，血清Na値が120 mEq/L前後で改善しますので，120 mEq/L前後を当面の治療目標にします（表6）．

急速補正として高濃度食塩液を使用する際の重要な基準が3つあります．

A）臨床症状を有する患者
B）濃縮尿（尿浸透圧 200 mOsm/L 以上）
C）正常範囲内の体液量あるいはやや過剰な体液量

高濃度食塩液投与だけでは，塩分負荷になるのでフロセミド（ラシックス®）と併用します．そうすると，1/2生理食塩液が尿から排泄さ

表6 ● 低ナトリウム血症の治療原則

急性低ナトリウム血症	目標血清Na値（mEq/L）	120〜125
	1時間当たりの上昇（mEq/L）	1〜2
	24時間当たりの上昇（mEq/L）	10〜15
浸透圧性髄鞘崩壊症の危険因子のある患者	24時間当たりの上昇（mEq/L以内）	10
慢性低ナトリウム血症	目標血清Na値（mEq/L）	120
	1時間当たり（mEq/L）	0.5〜1
	24時間当たり（mEq/L以内）	8

れますので水分も喪失します．そのため血清Na値はより上昇しやすい状態になります．ただし，急激な上昇には十分注意が必要になります．

文　献

1）Adrogué, H. J. & Madias, N. F. : Hyponatremia. N Engl J Med, 342 : 1581-1589, 2000

in-out balance

第2部　ナトリウム（Na）

19. 高濃度食塩液を作るには，どうしたらよいのですか？

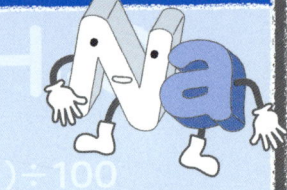

Let's Try

輸液シート13 高濃度食塩液の作成方法

　生理食塩液の量とそこからの除去量，加える10％NaCl液の量を入力してみて下さい．高濃度食塩液が簡単に作成できます．

生理食塩液量(mL)	生理食塩液からの除去量(mL)	10％NaCl液(mL)	最終濃度(%)	最終濃度(mEq/L)
(500)	(80)	(80)	(2.4)	(402.7)
塩分(g)	(3.8)	(11.8)	(201.4)	
水分量(mL)	(420.0)	(500.0)		

1 高濃度食塩液使用の注意

　日常使用している食塩液は，体液の浸透圧（280〜300 mOsm/L）に調整したもので，生理食塩液（正式名称は生理食塩水ではありません）と呼んでいます．塩分濃度は0.9％（9 g/1,000 mL）になっていて，そのモル濃度は，$9 \div 58.5 = 0.154$ mol/Lすなわち154 mmol/L＝154mEq/Lになります．浸透圧としては，（Na＋Cl）であり$2 \times 154 = 308$ mOsm/Lになります．一方，高濃度食塩液として10％NaCl液がありますが，約10倍濃い溶液であり生体に直接投与することはできません．そこで生理食塩液と10％NaCl液を用いて3％くらいの溶液を作成する必要があります．ただし，項目20で解説する

Adrogué-Madiasの式を使用する際には，％濃度を用いるよりは，mmol/L＝mEq/Lで濃度を表現する方が便利なので，mEq/L濃度で表現することが大切です．

2 高濃度食塩液の簡単な作り方

　　高濃度食塩液を作る方法が雑誌あるいはテキストにいろいろ記載されています．

　例えば，生理食塩液500 mLから100 mLを除去して120 mLの10％NaCl液を加えると3％になります．しかし，このときのNa濃度は，513 mEq/Lになり，この数字を覚えておく必要があります．すなわち100，120，513と3つのことを覚えないといけません．一方，生理食塩液500 mLから80 mLを除去して80 mLの10％NaCl液を加えて約3％（実際には2.4％）とする方法であれば，Na濃度は403⇔約400 mEq/Lとなり80，80，400と大変覚えやすくなります．**輸液シート13**にデータを入力すると簡単に自分で高濃度食塩液を作成することができるようになります．

輸液シート13に含まれる計算式

除去後の塩分(g)＝0.009×(生理食塩液量(mL)－生理食塩液からの除去量(mL))

除去後の水分量(mL)＝生理食塩液量(mL)－生理食塩液からの除去量(mL)

10％NaCl液を加えたときの塩分(g)＝0.1×10％NaCl液量(mL)＋除去後の塩分(g)

10％NaCl液を加えたときの水分量(mL)＝除去後の水分量(mL)＋10％NaCl液量(mL)

最終濃度(％)＝100×10％NaCl液を加えたときの塩分(g)÷10％NaCl液を加えたときの水分量(mL)

最終濃度(mEq/L)＝1,000×(1,000×10％NaCl液を加えたときの塩分(g)÷58.5)÷10％NaCl液を加えたときの水分量(mL)

in-out balance

第2部　ナトリウム（Na）

20. 食塩液を投与したときの血清Na値の変化をどのように予測しますか？

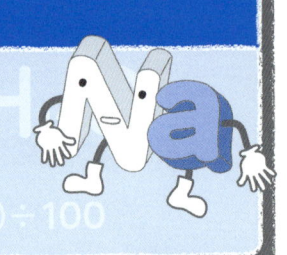

Let's Try

輸液シート14　Adrogué-Madias の式

体重，投与Na濃度，投与時の血清Na値を入力してみて下さい．投与後の血清Na値が予測できます．

体重(kg)	体液量(L)	投与Na濃度(mEq/L)	投与時の血清Na値(mEq/L)
(60)	(36)	(300)	(112)
⊿[Na](mEq/L)	(5.08)		

輸液シート15　Adrogué-Madias の修正式

体重，投与Na濃度，投与K濃度，投与時の血清Na値を入力してみて下さい．投与後の血清Na値が予測できます．

体重(kg)	体液量(L)	投与Na濃度(mEq/L)	投与K濃度(mEq/L)	投与時の血清Na値(mEq/L)
(60)	(36)	(50)	(20)	(135)
⊿[Na](mEq/L)	(−1.76)			

ある食塩濃度（mEq/L）の溶液1.0 Lを投与したときの血清Na値の変化（⊿［Na］）の予測式としてAdrogué-Madiasの式があります．

　⊿［Na］＝［投与Na濃度（mEq/L）－血清Na濃度（mEq/L）］÷［体液量＋1.0（L）］です．

　体液量に関しては，Watsonの式あるいは男性（0.6×体重），女性（0.5×体重）の簡便法を使用してもかまいませんし，インピーダンス法でもかまいません（**輸液シート1～4**）．

　体液量と投与Na濃度（mEq/L）と投与時の血清Na値を**輸液シート14**に入力してみてください．1.0Lを投与した後の血清Na値の変化率がわかります．

　5％ブドウ糖を使用した場合は，Naが含まれていませんので，0を入力します．そうするとマイナス値が出ます．すなわち，この式はNa値を低下させるときでも使用できるという利点があります．

　また，投与する溶液にカリウムが含まれている場合は，

　⊿［Na］＝［投与Na濃度（mEq/L）＋投与K濃度（mEq/L）－血清Na濃度（mEq/L）］÷［体液量＋1.0（L）］になります（**輸液シート15**）．体重60 kgの成人では維持3号液（KN 3号輸液⇒Na 50 mEq/L，K 20 mEq/L含有）を1.0 L投与すると血清Na値は1.76 mEq/L低下するといったことが予測できます．

輸液シート14に含まれる計算式
　　体液量(L)＝0.6×体重(kg)
⊿［Na］(mEq/L)＝〔投与Na濃度(mEq/L)－投与時の血清Na値(mEq/L)〕÷〔体液量(L)＋1〕

輸液シート15に含まれる計算式
　　体液量(L)＝0.6×体重(kg)
⊿［Na］(mEq/L)＝〔投与Na濃度(mEq/L)＋投与K濃度(mEq/L)－投与時の血清Na値(mEq/L)〕
　　　　　　　÷〔体液量(L)＋1〕

文　献
1) Adrogué, H. J. & Madias, N. E. : Aiding fluid prescription for the dysnatremias. Intensive Care Med, 23 : 309-316, 1997

第2部　ナトリウム（Na）

21. 体重60kgの人に，生理食塩液1.0Lを急速に投与するとどのようになるでしょうか？

　体液量は体重の約60％ですので，36Lになります．これが，細胞内：細胞外組織：血管内＝40％：15％：5％＝8：3：1に分布します．すなわち，24L：9L：3Lになります．この状態で生理食塩液1.0Lを急速に投与すると，細胞外組織と血管内に3：1の割合すなわち0.75L：0.25Lで拡散することになります．細胞内：細胞外組織：血管内＝24L：9.75L：3.25Lになり，細胞外組織に水分が貯留し浮腫が生じるはずです．また，循環血液量が増加すると血圧は上昇します．

　Adrogué–Madiasの式（**輸液シート14**）を用いて血清Na値を予測してみましょう．生理食塩液のNa濃度は154 mEq/Lですので，血清Na値は140 mEq/Lのときには，わずか血清Na値は0.4 mEq/L上昇する程度です．

Adrogué-Madiasの式

体重（kg）	体液量（L）	投与Na濃度（mEq/L）	投与時の血清Na値（mEq/L）
60	36	154	140
△[Na]（mEq/L）	0.38		

※輸液シート14より

●Adrogué-Madiasの式のピットフォール

　ただし，Adrogué-Madiasの式が使用できるのは，体液の喪失が起こっていないときという大前提があります．通常1時間当たり60 mLの尿が排泄され，そのなかには水も電解質も含まれています．多尿や下痢などがある場合は，この点を割り引いて評価しないといけません．

　さらに，体液異常のなかでも，水分欠乏が主体の脱水症

(dehydration),あるいは水過剰の水中毒などでは,この公式が使用できます.しかし体液量減少(volume depletion)が主体あるいは両者の混合型では,血清Na値に異常が生じないことが多いので全く使用できません.

　2007年になりこの式を用いた62例の臨床成績が報告されています.
　一般的には,予測値より低い値となりやすいこと,潜在的なhypovolemia(循環血液量の減少)の存在や水分貯留が存在すると過剰補正が生じる危険があり,投与2時間後,4時間後にNaの変動をモニターしながらの適切な治療の変更が必要であるという結果です.

文　献

1) Mohamand, H. K., et al. : Hypertonic saline for hyponatremia: Risk of inadvertent overcorrection. Clin Am J Soc Nephrol, 2 : 1110-1117, 2007

第2部　ナトリウム（Na）

22. 実際に高濃度食塩液をどのようにして投与するのですか？

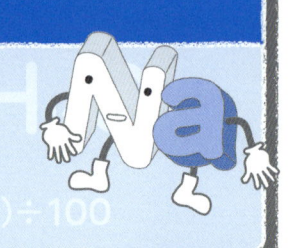

輸液シート 16　高濃度食塩液の投与方法

体重，投与時の血清 Na 値，目標血清 Na 値，投与 Na 濃度，投与時間を入力してみて下さい．時間投与量（mL/時間）を求めることができます．

Adrogué-Madias の式

体重(kg)	体液量(L)	投与 Na 濃度 (mEq/L)	投与時の血清 Na 値 (mEq/L)
(60)	(36)	(400)	(110)
⊿[Na] (mEq/L)	(7.8)		

現在の血清 Na 値(mEq/L)	(110)
目標血清 Na 値(mEq/L)	(120)
⊿[Na] (mEq/L)	(7.8)
必要投与量(L)	(1.28)
投与時間(時間)	(10)
時間投与量(mL/時間)	(128)

　　　　もし急性発症の低ナトリウム血症で，血清 Na 値が 110 mEq/L で意識障害を呈していた場合には，高濃度食塩液での補正が必要になります．生理食塩液 80 mL を除去して，10％NaCl 液 80 mL を追加すると約 400 mEq/L 食塩液ができます（第2部-19参照）．体重 60 kg の成

人の場合，Adrogué-Madiasの式に入力すると，⊿［Na］＝7.8 mEq/Lとなります．

次に，意識レベルを回復させるには，目標血清Na値を120 mEq/Lに設定します．それ以上に設定する必要は当面はないでしょう．400 mEq/L 濃度食塩液の必要量＝（120－110）÷7.8＝1.28 Lになります．すなわち，400 mEq/L 濃度食塩液を1.28 L＝1,280 mL 投与すると血清Na値が120 mEq/Lになることがわかりました．

その次に，何時間後に目標値にするか投与時間を決めます．この場合1日での補正のスピードは，10 mEq/L以内とされていますので，10時間で7.8 mEq/Lの上昇を予定します．1,280 mL/10時間＝128 mL/時間になります（**輸液シート16**）．

このように投与量と投与速度を調節します．ただし排尿などがある場合は，誤差が生じますので，投与2時間後に血清Na値を測定し投与量を修正します．

輸液シート16に含まれる計算式
　　　　　　体液量（L）＝0.6×体重（kg）
　⊿［Na］（mEq/L）＝〔投与Na濃度（mEq/L）－投与時の血清Na値（mEq/L）〕÷〔体液量（L）＋1〕
　　　必要投与量（L）＝〔目標血清Na値（mEq/L）－現在の血清Na値（mEq/L）〕÷⊿［Na］（mEq/L）
時間投与量（mL/時間）＝1,000×必要投与量（L）÷投与時間（時間）

in-out balance

第2部　ナトリウム（Na）

23. 橋中心髄鞘崩壊症とは何ですか？

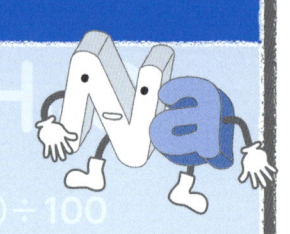

　低ナトリウム血症の急激な補正による医原性疾患です．アルコール中毒，栄養不良，慢性的な衰弱状態などがあるとその危険が高まります．低ナトリウム血症の補正の際に1日で血清Na値が15～20 mEq/L程度上昇すると，血漿浸透圧は30～40 mOsm/Lほど急激に上昇することになります．これにより水中毒状態で細胞浮腫に陥っていた神経細胞で急激に細胞内から水が細胞外へ移動し，脱髄性変化が生じます．臨床経過としては，低ナトリウム血症による意識障害から回復した患者に，数日して血清Na値が正常であるのにさまざまな程度の意識障害，神経症状が出現します．橋底部中心に髄鞘の破壊，乏突起膠細胞の消失，貪食細胞や膠細胞が出現します．病変部位として橋中心髄鞘崩壊症（central pontine myelinolysis：CPM）の頻度が高いので有名ですが（図5），橋以外にも中小脳脚，視床，被殻，脳室周囲白質，大脳皮髄境界部，小脳，外側膝状体などにも生じ，最近では，浸透圧性

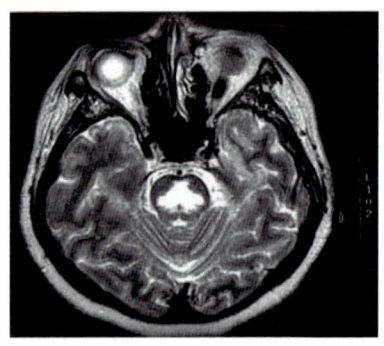

図5●脳橋にMRI T2強調で高信号像があります

髄鞘崩壊症（osmotic myelinolysis syndrome：OMS）とも呼んでいます．治療としてDDAVP（デスモプレシン®）や5％ブドウ糖液を用いて，初期に目標としていた血清Na値（約120〜125 mEq/L）に戻すと中枢神経症状が軽快することが報告されています．

文 献

1) Sterns, R. H., et al. : Neurologic sequelae after treatment of severe hyponatremia: a multicenter perspective. J Am Soc Nephrol, 4 (8) : 1522-1530, 1994
2) Sterns, R. H., et al. : Osmotic demyelination syndrome following correction of hyponatremia. N Engl J Med, 314 (24) : 1535-1542, 1986
3) Sterns, R. H., et al. : Current perspectives in the management of hyponatremia: prevention of CPM. Expert Rev Neurother, 7 (12) : 1791-1797, 2007
4) Oya, S., et al. : Reinduction of hyponatremia to treat central pontine myelinolysis. Neurology, 57 : 1931-1932, 2001

第2部　ナトリウム（Na）

24. SIADHの診断で重要なポイントは何ですか？

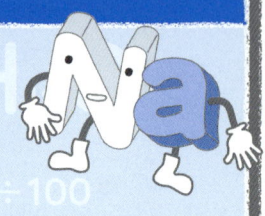

　細胞外液量すなわち体重が大幅に減少している場合には，ADHの分泌が過剰になり，尿細管から水が大量に再吸収されて，低浸透圧性低ナトリウム血症になります．体重変化と尿中への排泄量が重要な情報になります．このような場合の治療は，電解質溶液主体の輸液になります．一方，ADHの分泌が過剰にもかかわらず細胞外液量が低下していない場合には，最初に甲状腺機能低下症と副腎不全を否定する必要があります．それらが，否定されれば，ほぼSIADH（ADH不適切分泌症候群）と判断してよいでしょう（表7）．次のステップとして原因の検索が必要になります．治療法は，原則として水制限になります．ADH受容体拮抗薬も有用です．

表7 ● SIAD（SIADH）の診断

基本的事項	補足的事項
有効血漿浸透圧が275 mOsm/L未満	血清尿酸値が4.0 mg/dL未満
尿浸透圧が100 mOsm/L以上	BUNが10 mg/dL未満
臨床的に体液量正常	FE Naが1％以上，FE UNが55％以上
尿中Na排泄量が40 mEq/L以上	生理食塩液での補正ができない
甲状腺機能，副腎機能が正常	水制限で補正可能
利尿薬を使用していない	血漿ADH濃度の上昇

文　献

1）Ellison, D. H. & Berl, T. : The syndrome of inappropriate antidiuresis. N Engl J Med, 356 : 2064-2072, 2007

第2部 ナトリウム (Na)

25. cerebral salt wasting syndrome (CSWS) とは，どのような病気ですか？

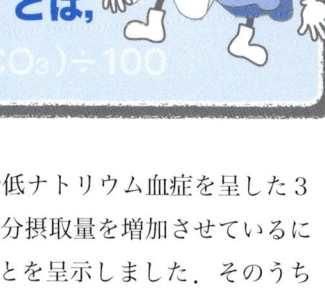

　1950年にPetersが中枢神経系疾患で低ナトリウム血症を呈した3例を報告し，低ナトリウム血症があり塩分摂取量を増加させているにもかかわらず低ナトリウム血症であることを呈示しました．そのうち2例では高血圧がありました，全身症状としては脱水があると記載されています．その4年後にCortが同様の症例を報告して，初めて，"cerebral salt wasting"という用語を使用しました．その後，数編の症例報告がみられますが，1981年にNelsonがSIADHとの鑑別点を明らかにして以来，注目を集め2008年まで119例の症例報告があります．

　SIADHとの鑑別で重要な点は，FE phosphateが20％以上であること，レニン・アルドステロンが賦活されていること，体液量が減少していることがあります（表8）．治療法は，塩分補充ですが，血清Na値が正常化しても，血清尿酸値もFE urateも正常化しません．原因として最近の研究では，近位尿細管でのNa再吸収障害が考えられています．CSWSでナトリウム利尿ペプチド（hANP，BANP）の関与がこれまで報告されてきましたが，これらのペプチドの作用部位は遠位尿細管であり，病因の主体ではないと考えられています．中枢神経系と関連があってもなくても主病変は，近位尿細管でのNa，尿酸，リン酸の再吸収障害であり，renal salt wasting syndrome（RSWS）と呼ぶべきであるとされてきています．近いうちにCSWSという用語は消滅する可能性もあります．

表8 ● CSWSとSIADHの鑑別点

	CSWS⇔RSWS	SIADH
歴史		
	1950年　Petersが報告	1953年　Leafがバソプレシンを投与したときの変化を記載
	1954年　CortがCSWSを追加報告	1957年　SchwartzがSIADHを提唱
	1981年　NelsonがSIADHとの相違点を報告	
検査所見		
体液量	大幅に減少（hypovolemic）	正常（euvolemic）
低ナトリウム血症	あり	あり
低尿酸血症	あり	あり
尿中Na濃度	正常か20 mEq/L以上	正常か20 mEq/L以上
レニン活性	上昇	低下
アルドステロン濃度	上昇	低下
FE urate	10％以上：Naが正常化しても高値持続	10％以上：Naが正常化すると低下（正常化）
FE phosphate	20％以上	正常

文　献

1) Peters, J. P., et al. : A salt-wasting syndrome associated with cerebral disease. Trans Assoc Am Physicians, 63 : 57-64, 1950
2) Cort, J. H. : cerebral salt wasting. Lancet, 266 (6815) : 752-754, 1954
3) Nelson, P. B., et al. : Hyponatremia in intracranial disease: perhaps not the syndrome of inappropriate secretion of antidiuretic hormone (SIADH). J Neurosurg, 55 : 938-941, 1981
4) Sterns, R. H. & Silver, S. M. : Cerebral salt wasting vaerus SIADH: What difference ? J Am Soc Nephrol, 19 : 194-196, 2008
5) Maesaka, J. K., et al. : Is it cerebral or renal salt wasting ? Kidney Int advance online publication, 29 July 2009

第2部　ナトリウム（Na）

26. mineral corticoid responsive hyponatremia of the elderly（MRHE）とは，どのような病気ですか？

　MRHE（mineral corticoid responsive hyponatremia of the elderly：老人性鉱質コルチコイド反応性低ナトリウム血症）とは2001年に，わが国の石川三衛先生（自治医科大学）が提唱した疾患概念です．特徴としては，①高齢者，②軽度の体液量減少，③低ナトリウム血症，④レニン・アルドステロンは正常分泌，⑤ADHの相対的分泌増加，⑥鉱質コルチコイド反応性　があります．

　治療は，フルドロコルチゾン0.1～0.3 mg/日で臨床的にも検査所見上も改善します．SIADHとCSWSの中間に位置する病態であると考えられています．

　しかし，彼らの論文のなかでは，MRHE患者群では血中コルチゾール値が，SIADH患者群（518±71.7）と比較して有意に低下しています（309±41.4）．また，有意差ははっきりしませんが，ACTHレベルも高くなっています（7.0±0.9 vs 5.1±1.5）．すなわち軽度から中等度の副腎機能不全が存在する可能性があります．彼らの論文ではACTH負荷試験などを施行していないために，潜在的な副腎不全の存在を完全に否定できていません．そのような意味で疾患概念として支持する報告も未だありません．今後両者の関係を明らかにする必要があります．

文　献

1) Ishikawa, S., et al. : Close association of urinary excretion of aquaporin-2 with appropriate and inappropriate arginine vasopressin-dependent antidiuresis in hyponatremia in elderly subjects. J Clin Endcrinol Metab, 86 : 1665-1671, 2001

第2部　ナトリウム（Na）

27. マラソンランナー（アスリート）の電解質異常にはどのようなものがありますか？

　1960年代は，運動中は飲水させないという指導が行われていました．そのために運動選手に脱水症（高ナトリウム血症）が多いという論文が1969年ころにいくつか報告されました．その後，運動選手はできるだけ水分を多く摂取するように指針が変更されました．さらに1981年以降は，スポーツドリンクが市販されるようになり，運動中の脱水防止を謳い文句に飲水が一般的になりました．しかし低塩分溶液であるスポーツドリンクの摂取過剰による低ナトリウム血症によって脳浮腫で死亡する選手が多数出現したために，2003年にはInternational Marathon Medical Directors Association（IMMDA）は，「マラソンランナーは，1時間当たり400から800 mLの水分摂取量にするよう」に勧告を出しました．

　2005年の論文では，マラソン競技中に救急搬送された140名の選手のうち，35名（25％）は高ナトリウム血症，6名（12％）が高浸透圧血症，一方，9名（6％）が低ナトリウム血症，8名（16％）は低浸透圧血症でした．すなわち高ナトリウム血症（高浸透圧血症）と低ナトリウム血症（低浸透圧血症）がどちらも起こりやすいことがわかりました．2003年の指針が徹底されていないのか，もし徹底されているのであれば，不適切であると考えられます．治療については，残念ながら臨床症状から血清Na値を推測することは不可能ですので，緊急検査の結果が出るまでは，輸液療法を待つ必要があります．

文献
1）Kratz, A., et al.：Sodium status of collapsed marathon runners. Arch Pathol Lab Med, 129：227-230, 2005

第2部 ナトリウム（Na）

28. マラソンランナー（アスリート）での低ナトリウム血症の原因は何ですか？

　1981年にスポーツドリンクが市販され，それ以降は，運動中の飲水が一般的になりました．しかし1981年と1985年の南アフリカでの7時間以上の競技に参加した選手のうち4名が死亡するという事態により運動中の飲水が一躍注目を集めるようになりました．

　2002年のボストンマラソンでの解析結果が2005年のN Engl J Medに掲載されました．マラソン終了時に血清Na値が135 mEq/L未満の選手は，13％でした．さらに120 mEq/L未満の重症例は，0.6％でした．単変量解析と多変量解析により，

①競技中に3.0 L以上の飲水をしていること，
②体重増加が大きいこと，
③1.6 kmごとに飲水していること，
④競技時間が4時間以上であること，
⑤女性，
⑥BMIが低いこと

が重要な要因であることがわかりました．

　急激に発症して脳浮腫から脳ヘルニアに至り死亡する危険があり，発症した場合には，直ちに血清Na値を測定し低ナトリウム血症に由来するものであれば，高濃度Na液（3％ NaCl）で補正することを勧めています．Adrogué-Madiasの式を使用し血清Na値を予測することが可能ですが，緊急時には3％ NaCl液を100 mL比較的急速に投与すると血清Na値は2～3 mEq/L上昇しますので，120 mEq/L以下で臨床症状が出現している場合は，この方法が推奨されています．

最近では，マラソン選手だけではなく，運動選手全般で発症する危険があることから，exercise-associated hyponatremia（EAH：運動誘発性低ナトリウム血症）という用語が使用されています．

文　献
1) Almond, C. S. D., et al. : Hyponatremia among runners in the Boston Marathon. N Engl J Med, 352 : 1550-1556, 2005
2) Rosner, M. H. & Hew-Butler, T. : Exercise-associated hyponatremia. UpToDate. February 4. 2008　http://www.uptodate.com

第2部 ナトリウム（Na）

29. 高ナトリウム血症の臨床症状にはどのようなものがありますか？

　血清Na値と神経症状の理解には，以下の**表9**が便利です．

　血漿浸透圧が，290 mOsm/L前後まで上昇すると口渇中枢が刺激され飲水行動が起こります．高齢者で飲水を制限していると容易に高ナトリウム血症が生じます．また，発汗によっても水分が喪失しますので高ナトリウム血症になります．このような状態では，血漿浸透圧が上昇し，水が細胞質から細胞外に移動し，細胞内脱水が発生しています．すなわち，高ナトリウム血症は，Naの過剰ではなく水分不足を意味しています．

　低ナトリウム血症の臨床症状と同じように，臨床症状から血清Na値を推測することはできません．細胞内外の環境の変化の生じた速度が重要になります．

表9 ●血清Na値と臨床症状

血清Na値（mEq/L）	臨床症状	コメント
135～145	無症状	基準値内
146～148	口渇，飲水行動，不穏	
149～159	不穏，被刺激性亢進，嗜眠，筋痙攣，振戦，運動失調	死亡率40～50％
160以上	運動失調，筋緊張性痙攣，意識障害，呼吸抑制	死亡率60％以上

第2部　ナトリウム（Na）

30. 高ナトリウム血症患者の治療目標を，どのように設定しますか？

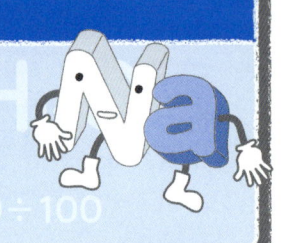

Let's Try

輸液シート17　水分欠乏量の計算式（普段の体重を使用する場合）

普段の体重，受診時の血清Na値，目標血清Na値を入力すると，水分欠乏量（L）が計算できます．

普段の体重（kg）	(64)
受診時の血清Na値（mEq/L）	(150)
目標血清Na値（mEq/L）	(145)
水分欠乏量（L）	(2.1)

輸液シート18　水分欠乏量の計算式（受診時の体重を使用する場合）

受診時の体重，受診時の血清Na値，目標血清Na値を入力すると，水分欠乏量（L）が計算できます．

受診時の体重（kg）	(62)
受診時の血清Na値（mEq/L）	(150)
目標血清Na値（mEq/L）	(145)
水分欠乏量（L）	(2.1)

高ナトリウム血症でのアプローチ

> 1. 水分の欠乏量（不足量）を推測します．救急外来を受診した場合でも受診時の体重が測定できれば，普段の体重との差が体液量の減少量すなわち水分欠乏量に相当します．［水分欠乏量＝普段の体重－現在の体重］になります．
> 2. 別の方法として血清Na値から推測することもできます．その際に普段の体重を確認して応用する場合（輸液シート17）と受診時の体重を使用する場合（輸液シート18）の2通りがあります．

（普段の体重）×0.6×血清Na値＝（受診時の体重）×0.6×受診時の血清Na値

の関係がなりたちます．体液量の係数0.6は同じとしますと，

（普段の体重）×血清Na値＝（受診時の体重）×受診時の血清Na値

から水分欠乏量＝普段の体重－受診時の体重 に当てはめます．

輸液シート17あるいは**輸液シート18**を公式として記載しているテキスト・参考書はたくさんあるのですが，**輸液シート17**と**輸液シート18**の違いを明確に記載しているものはほとんどありません．状況に応じて使い分けることが大切になります．両者の誤差範囲は，実際には200～300 mL程度と推測されますが，自分が何に基づいて何を求めようとしているのかを明確にしておく必要があるのです．

高ナトリウム血症の際に投与する溶液は，電解質を含まない5％ブドウ糖液が基本になります．

輸液シート17に含まれる計算式
水分欠乏量(L)＝普段の体重(kg)×〔受診時の血清Na値(mEq/L)－目標血清Na値(mEq/L)〕÷受診時の血清Na値(mEq/L)

輸液シート18に含まれる計算式
水分欠乏量(L)＝受診時の体重(kg)×〔受診時の血清Na値(mEq/L)－目標血清Na値(mEq/L)〕÷目標血清Na値(mEq/L)

in - out balance

第2部　ナトリウム（Na）

31. 高ナトリウム血症では5％ブドウ糖液をどのように使いますか？

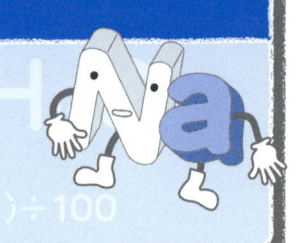

　おおまかには，水分欠乏量の1/2量（半分量）を24時間かけて是正します．その後，残りの1/2を24〜72時間かけて是正します．

　60歳の男性が受診時体重60 kgで血清Na値が150 mEq/Lであったとすると

水分欠乏量＝現在の体重［（現在の血清Na値－血清Na値140）÷血清Na値140］＝60×（150－140）÷140＝4.28 L

になります．すなわち約2 Lを24時間で投与し，残りの2 Lを約48時間で投与することになります．

　別の方法として，低ナトリウム血症の治療と同じように，Adrogué-Madiasの式を用いることもできます．もし5％ブドウ糖液を1.0 L投与すると血清Na値は約4 mEq/L低下します．もし24時間で2 L投与

Adrogué-Madiasの式

体重(kg)	体液量(L)	投与Na濃度(mEq/L)	投与時の血清Na値(mEq/L)
60	36	0	150
⊿[Na](mEq/L)	−4.1		

現在の血清Na値(mEq/L)	150
目標血清Na値(mEq/L)	140
⊿[Na](mEq/L)	−4.1
必要投与量(L)	2.5
投与時間(時間)	
時間投与量(mL/時間)	

※輸液シート16より

すると，8 mEq/L低下することになります．
　このように血清Na値を予測しながら，投与することができますので便利で安全な方法といえます．
　いずれにしても，推測方法は大まかな予測であり，高齢者，小児では体液量に誤差が生じます．また，尿からの排泄があれば補正が必要になります．

第2部　ナトリウム（Na）

32. 高ナトリウム血症の補正で重要なことは何ですか？

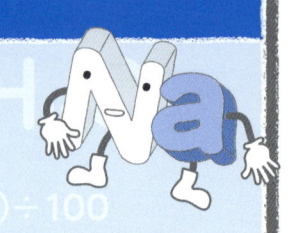

　高ナトリウム血症では血漿浸透圧は上昇しています．すなわち水が細胞内から細胞外へ移動して細胞内脱水が生じています．5％ブドウ糖液を投与すると細胞内に水分が補給されて状態は改善しますが，環境が急激に変化すると細胞傷害が生じます．低ナトリウム血症の補正でも補正速度が重要でしたが，急性高ナトリウム血症でも1時間当たりのNa値の低下は1 mEq/L以内，24時間でも12 mEq/L以内とされています．また，慢性高ナトリウム血症ではその半分と覚えておきましょう．最大でも24時間当たりの低下は10 mEq/L以内です．

表10 ● 高ナトリウム血症の治療原則

急性高ナトリウム血症	目標血清Na値（mEq/L）	145
	1時間当たりの低下（mEq/L）	1
	24時間当たりの低下（mEq/L）	12以内

慢性高ナトリウム血症	目標血清Na値（mEq/L）	145
	1時間当たりの低下（mEq/L）	0.5
	24時間当たりの低下（mEq/L）	10以内

水分欠乏量の1/2を24時間かけて是正する
残りの1/2を24～72時間かけて是正する

第2部　ナトリウム（Na）

33. フロセミドを投与すると，尿量，Na量，GFRはどのように変化しますか？

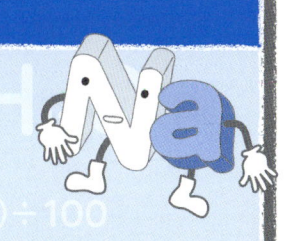

　フロセミド（ラシックス®）はHenle係蹄の上行脚にあるNa-K-Cl輸送体に作用します．糸球体で濾過されたNaの99％は尿細管で再吸収されますが，その30～40％はNa-K-Cl輸送に依存しています．フロセミドを投与すると，塩分が喪失しレニン・アンジオテンシン・アルドステロン系が賦活されます．そうすると，遠位尿細管でNaが再吸収され，Kが尿細管へ分泌されます．しかし，すべてのNaが再吸収されるわけではなく，尿中のNa総量は増加しています．遠位尿細管，集合管でのNa濃度は高いですので浸透圧が上昇しています．その結果，水が尿細管細胞から尿細管腔に引き込まれます．以上の結果として尿量が増加します．すなわち，フロセミド投与では尿中Na排泄量も水分量も増加します．

　フロセミドを静脈内投与しますと，多くは30分以内に500 mLあるいは，1時間以内に1 L程度の尿量に達します．1 Lと仮定すると尿中Na濃度は，1／2生理食塩液に相当しているといわれていますので，生理食塩液0.5 Lと電解質を含まない水（例：5％ブドウ糖液）0.5 Lの混合液が排出されたことに相当します．しかし糸球体濾過量（GFR）は低下します．

第2部　ナトリウム（Na）

34. hANPを投与すると，尿量，Na量，GFRはどのように変化しますか？

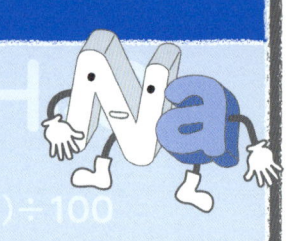

　hANP（ハンプ®）は循環血液量が増加すると心房から分泌されるNa排泄性ペプチドです．A，B，Cの3種類があります．また受容体も3種類がわかっています．ANPは遠位尿細管に作用してNa排泄量を増加させます．そうすると集合管内の浸透圧は上昇しますので，水が尿細管側に移動します．さらに，糸球体濾過量（GFR）を増加させる働きがあり，体内のNaは排泄される方向に作動します．

　hANPはそのNa利尿作用のほかに，血管拡張作用，レニン・アンジオテンシン・アルドステロン系の抑制作用をもっており，心臓の前負荷・後負荷の軽減に働きます．使用量は，0.0125μg/kg体重/分の低用量から開始し，最大0.2μg/kg体重/分まで増加できます．

　フロセミド（ラシックス®）と比較して，尿量の増加，Na排泄量（1/2生理食塩液に相当）は同程度ですが，糸球体濾過量が，hANPでは上昇し，フロセミドでは低下するという大きな違いがあります．

第2部　ナトリウム（Na）

35. 生理食塩液1.0 Lを急速投与の終了時にフロセミドを静脈内投与すると，血清Na値はどのようになりますか？

体重60 kgの人に生理食塩液1.0 Lを急速投与の終了時に，フロセミド（ラシックス®）を静脈内投与し1時間に1.0 Lの尿が出たとすると，このときの血清Na値はどのように変化するでしょうか．（項目21と33の応用問題になります）

フロセミドを投与すると，1／2生理食塩液に相当する尿が排泄されますので，1.0 Lの尿排泄量があれば，0.5 Lの生理食塩液と水が0.5 L排泄されることになります．生理食塩液1.0 Lを投与した分の0.5 Lは，そのまま尿に出たと考えることができます．そうすると排泄された水分0.5 Lを生理食塩液0.5 Lで置き換えたことになります．

細胞外液は，9 L＋3 L＝12Lですが，最初の血清Na値が140 mEq/Lであったとすると，細胞外液のNa総量は140×12＝1,680 mEqになります．水分0.5 Lを尿に排泄してもNa総量は変化しないはずです．これに生理食塩液分を0.5 L×154＝77 mEqを追加して細胞外液量12 Lに戻ります．血清Na濃度は，(1,680＋77)÷12＝146 mEq/Lになります．すなわち約6 mEq/L上昇することになります．

生理食塩液＋フロセミド投与では，血清Na値は生理食塩液のみの投与より上昇します．

第2部　ナトリウム（Na）

36. 5％ブドウ糖液1.0 Lを急速投与の終了時にフロセミドを静脈内投与すると，血清Na値はどのようになりますか？

　体重60 kgの人に，5％ブドウ糖液1.0 Lを急速投与の終了時にフロセミド（ラシックス®）を静脈内投与し，1時間に1.0 Lの尿が出たとすると，このときの血清Na値はどのように変化するでしょうか．（前項と同じく項目21と33の応用問題です）

　同じ様に計算してみましょう．
　フロセミドを投与すると，1/2生理食塩液に相当する尿が排泄されますので，1.0 Lの尿排泄量があれば，0.5 Lの生理食塩液と水が0.5 L排泄されることになります．5％ブドウ糖液（電解質を含まない水）1.0 Lを投与した分の0.5 Lは，そのまま尿に出たと考えます．そうすると排泄された生理食塩液0.5 Lを水0.5 Lで置き換えたことになります．細胞外液は，9 L＋3 L＝12 Lですが，最初の血清Na値が140 mEq/Lであったとすると，細胞外液のNa総量は140×12＝1,680 mEqになります．ここから生理食塩液分0.5 L×154＝77 mEqを尿に排泄するので，1,680－77＝1,603 mEqになります．これに水（5％ブドウ糖液）を0.5 L追加して細胞外液量12 Lに戻りますので，血清Na濃度は，1,603÷12＝134 mEq/Lになります．すなわち約6 mEq/L低下することになります．
　5％ブドウ糖液1.0 Lの投与では，血清Na値は136 mEq/Lでした．5％ブドウ糖液＋フロセミド投与では，血清Na値はさらに低下することになります．

演習問題 05

症　例：33歳の男性．体重60 kg．東京マラソンに参加中30 km地点で意識朦朧となり倒れました．救急搬送され，緊急検査の結果　血清Na値は110 mEq/L，血清K値は4.0 mEq/Lでした．心電図では異常がありませんでした．

問 題

❶ 生理食塩液500 mLと10％NaCl溶液で［Na濃度 400 mEq/Lの高濃度食塩液］を作成してください．

❷ Na濃度 400 mEq/Lの高濃度食塩液を1.0 L投与すると，血清Na値はいくら上昇しますか．

❸ 10％NaCl溶液20 mLを約5分間で静脈内投与すると，血清Na値は理論上いくらになりますか．

解答・解説

❶ 生理食塩液 500 mL と 10％ NaCl 溶液で［Na 濃度 400 mEq/L の高濃度食塩液］を作成してください

項目 19 を参考にしましょう．500 mL 生理食塩液から 50 mL を除去して，10％ NaCl 溶液を 50 mL 入れると 309.4 mEq/L の濃度になります．

生理食塩液量(mL)	除去量(mL)	10% NaCl 液(mL)	％濃度	mEq/L
500	50	50	1.8	309.4

※輸液シート 13 より

同様にして，80 mL を 10％ NaCl 溶液と入れ替えますと，402.7 mEq/L になります．

生理食塩液量(mL)	除去量(mL)	10% NaCl 液(mL)	％濃度	mEq/L
500	80	80	2.4	402.7

※輸液シート 13 より

これが使えるようになると，Na 濃度を自分で自由に作成できるようになります．

⇒第 2 部-19 参照

❷ Na 濃度 400 mEq/L の高濃度食塩液を 1.0 L 投与すると，血清 Na 値はいくら上昇しますか．

Adrogué-Madias の式を使用しましょう．食塩液の中に K が含まれていませんので，通常の式でよいと思います．体重が 60 kg で，体液量は，体重の約 60％ですので，36 L になります．この値と投与する Na 濃度（mEq/L），現在の血清 Na 値を輸液シート 14 に入力してゆけば投与後の血清 Na 値の増加分（⊿［Na］）が計算できます．また，この症例の場合は，急激に生じた低 Na 血症ですので，30 分程度で補正することが可能と思います．おそらく終了時には，血清 Na 値は，110＋7.9 ⇒ 118 mEq/L 程度になっていると予想できます．血清 Na 値が 120 mEq/L 前後で意識状態は改善すると思われます．

⇒第 2 部-20 参照

Adrogué-Madias の式

体重(kg)	体液量(L)	投与 Na(mEq/L)	血清 Na(mEq/L)
60	36	402.7	110
⊿［Na］	7.91		

※輸液シート 14 より

❸ **10％NaCl溶液20 mLを約5分間で静脈内投与すると，血清Na値は理論上いくらになりますか**

　10％NaCl溶液20 mLには，2.0 gのNaClが含まれています．

　輸液シート10の3段目に2.0 gを入力すると，34 mEq/20 mLのNaがあることが計算できます．

Na量と塩分の関係

Na量（mEq）	⇒	NaCl量（g）
Na量（g）	⇒	NaCl量（g）
NaCl量（g）　2.0	⇒	Na量（mEq）　34.0
NaCl量（g）	⇒	Na量（g）

※輸液シート10より

　体液量60 kg×0.6＝36 Lになり，またもし，5分程度で血管内に注射すると，ほぼ循環血液中に分布すると考えられます．組織液量 9 L，循環血液量 3 L，投与10％NaCl溶液量20 mL（0.02L）ですので，（110×3＋34）÷3.02＝121 mEq/L程度になることが予想されます．解説❷に近似した結果がえられます．

　ただし，この溶液の濃度はNa 34 mEq/20 mL⇒34×50/1,000 mL⇒1,700 mEq/Lになります．浸透圧は，2×Naですので，3,400 mOsm/Lになります．これは解説❷で用いた溶液の4倍以上の浸透圧であり，血管内皮細胞を傷害し血管痛，血管炎が生じますので十分注意が必要です．そのためにも，解説❷の方法を勧めます．　⇒第2部-13参照

演習問題 06

症 例：81歳の男性が 昼過ぎから起き上がれなくなり，さらに胸痛が出現したため救急車で搬送されました．7日前に左腸骨動脈閉塞症のため血管外科に入院していました．5年前から高血圧を指摘されCa拮抗薬とARBを内服しています．1年前に便失禁，意識障害があり近くの病院に緊急入院しています．フロリネフ®投与により正常化し，その後，外来で漸減し中止となっていました．

当院救急外来受診時，体重60 kg 血液検査：WBC 5,000，RBC 347万，Hb 11.1 g/dL，Ht 32.9 %，PLT 26.8万，アルブミン 3.5 g/dL，BUN 13.0 mg/dL，Cr 1.00 mg/dL，尿酸 2.4 mg/dL，Na 116 mEq/L，K 4.8 mEq/L，Cl 86 mEq/L，AST 33 U/L，ALT 14 U/L，ALP 266 U/L，血糖 95 mg/dLでした．

問題

❶ Na 116 mEq/Lのときの予想される血漿浸透圧はいくらですか．

❷ 入院後の検査結果で，血清Na値 116 mEq/L，血漿浸透圧 240 mOsm/LのときのADHは，3.2 pg/mL．尿中Na 144 mEq/L，尿中K 42.4 mEq/L，尿中Cl 138 mEq/Lとわかりました．1日塩分排泄量はいくらでしょうか．これをどのように判断しますか．

❸ 血清Na値を24時間で125 mEq/Lまで上昇させるためには，生理食塩液をどのように投与したらよいですか．

❹ 内分泌学的検査の結果，レニン活性 0.9 ng/mL/時間，血漿アルドステロン濃度 54.6 pg/mL，コルチゾールEIA 12.5 μg/dL（6.4〜21.0），ACTH 26.8 pg/mL（7.2〜63.3），freeT3 2.03 pg/mL（1.71〜3.71），free T4 1.10 ng/dL（0.70〜1.48），TSH 5.17 μIU/mL（0.350〜4.940）でした．次に必要な検査は何でしょうか．

❺ rapid ACTH負荷試験（250 μg）の結果，コルチゾール（RIA）前値 3.7 μg/dL 30分後 13.5 μg/dL，60分後 11.5 μg/dLでした．どのように判断しますか．

解答・解説

❶ Na 116 mEq/L のときの予想される血漿浸透圧はいくらですか．

項目15を使用してみましょう．Na 116 mEq/L，血糖 95 mg/dL，BUN 13 mg/dLですので，それぞれを入力します．

血清Na値(mEq/L)	116
血糖値(mg/dL)	95
BUN(mg/dL)	13
血漿浸透圧予測値(mOsm/L)	242
有効血漿浸透圧(mOsm/L)	237

※輸液シート11より

血漿浸透圧予測値は242 mOsm/Lになります．有効血漿浸透圧はBUNを除いた分ですので，237 mOsm/Lになります．　　⇒第2部-15参照

❷ 入院後の検査結果で，血清Na値 116 mEq/L，血漿浸透圧 240 mOsm/LのときのADHは，3.2 pg/mL．尿中Na 144 mEq/L，尿中K 42.4 mEq/L，尿中Cl 138 mEq/Lとわかりました．1日塩分排泄量はいくらでしょうか．これをどのように判断しますか．

実際には，ほぼ近似した血漿浸透圧 240 mOsm/Lでした．血漿浸透圧が270 mOsm/L未満では，ADHの分泌は本来ゼロになっているはずです．この患者で，ADHが3.2 pg/mLになっていることは異常であると判断できます（ADHの基準値は，3.5 pg/mLまでなっていますが，それは，血漿浸透圧が280 mOsm/L以上での話しです．基準値を判断する際に誤解しないようにしましょう）．

低ナトリウム血症が存在する状況でADHが分泌される病態を考えてみましょう．SIADHあるいは不適切なADH分泌があることはまちがいありませんが，大幅な体液量の減少でも生じます．また，副腎不全あるいは甲状腺機能低下症でも生じます．

尿中Na 144 mEq/L，尿中K 42.4 mEq/L，尿中Cl 138 mEq/Lから，尿中の塩分排泄量は，144÷17＝8.5 gに相当します（輸液シート10）．低ナトリウム血症が存在する割に尿中Na排泄量が普通であることになります．すなわち，塩分が喪失していると判断してよいでしょう．

❸血清Na値を24時間で125 mEq/Lまで上昇させるためには，生理食塩液をどのように投与したらよいですか．

　輸液シート14を用いると生理食塩液（Na濃度154 mEq/L）を1 L投与してもNa濃度は1 mEq/Lしか上昇しないことが理解できます．125 mEq/Lまで上昇させるには，約125－116＝9 Lが必要になりますが，1日で補正するのは現実的には不可能な数字になります．ここで高濃度NaCl溶液が必要になります．演習問題5を参考にしてください．

⇒第2部-20参照

Adrogué-Madiasの式

体重(kg)	体液量(L)	投与Na(mEq/L)	血清Na(mEq/L)
60	36	154	116
Δ［Na］	1.03		※輸液シート14より

❹内分泌学的検査の結果，レニン活性0.9 ng/mL/時間，血漿アルドステロン濃度54.6 pg/mL，コルチゾールEIA 12.5 μg/dL（6.4〜21.0），ACTH 26.8 pg/mL（7.2〜63.3），freeT3 2.03 pg/mL（1.71〜3.71），free T4 1.10 ng/dL（0.70〜1.48），TSH 5.17 μIU/mL（0.350〜4.940）でした．次に必要な検査は何でしょうか．

　ここで内分泌学的検査の結果を評価してみましょう．レニン活性0.9 ng/mL/時間，血漿アルドステロン濃度54.6 pg/mL，コルチゾールEIA 12.5 μg/dL（6.4〜21.0），ACTH 26.8 pg/mL（7.2〜63.3），freeT3 2.03 pg/mL（1.71〜3.71），free T4 1.10 ng/dL（0.70〜1.48），TSH 5.17 μIU/mL（0.350〜4.940）でした．一見すると，特別に異常がないように見受けられます．そこで1年前のエピソードが重要になるのですが，フロリネフ®投与によりNa値が正常化しています．2001年に，わが国の石川三衛先生（自治医科大学）が提唱したmineral corticoid responsive hyponatremia of the elderly（MRHE：老人性鉱質コルチコイド反応性低ナトリウム血症）に相当する可能性があります[1]．特徴としては，

①高齢者，
②軽度の体液量減少，
③低ナトリウム血症，
④レニン・アルドステロンは正常分泌，
⑤ADHの相対的分泌増加，
⑥鉱質コルチコイド反応性

です．しかし，ここでもう一度，コルチゾールEIA 12.5 μg/dL（6.4〜21.0），ACTH 26.8 pg/mL（7.2〜63.3）の関係を考えてみましょう．副腎不全が本当に否定できるのでしょうか？　実は，文献1を詳細に検討すると，MRHE患者群では，血中コルチゾール値が，SIADH患者群（518±71.7）と比較して有意に低下しています（309±41.4）．また，有意差ははっきりしませんが，ACTHレベルも高くなっています（7.0±0.9 vs 5.1±1.5）．すなわち，潜在的な副腎機能不全を除外できていないのです．そこで，rapid ACTH負荷試験が必要になります．

⇒第2部-26参照

❺ rapid ACTH負荷試験（250 μg）の結果，コルチゾール（RIA）前値 3.7 μg/dL 30分後 13.5 μg/dL，60分後 11.5 μg/dLでした．どのように判断しますか．

　rapid ACTH負荷試験（250 μg）の結果，コルチゾール（RIA）前値 3.7 μg/dL 30分後 13.5 μg/dL，60分後 11.5 μg/dLでした．rapid ACTH負荷試験の評価は，ACTH負荷後に20 μg/dL以上になっていなければ，副腎不全があると診断できます．感度97％ 特異度95％と非常に簡単で優れた検査です．rapid ACTH負荷試験（1 μg）では，30分後に25 μg/dL未満，あるいは基礎値からの増加が9 μg/dL以下の場合に副腎不全と診断されます．

　この患者は，フロリネフ®投与だけでは，低ナトリウム血症も十分改善しないために，副腎不全としてコルチゾール20 mg/日で全身症状も著明に改善して退院しました．

　実は，救急外来において重症の感染症に陥っている潜在的に副腎不全がある患者では，ストレス下にあるために一見，血中コルチゾールが基準値内になります．この場合どのようにして副腎不全を診断するか最近話題になっているのです．その場合もrapid ACTH負荷試験の有用性が指摘されています．

文　献

1) Ishikawa, S., et al. : Close Association of Urinary Excretion of Aquaporin-2 with Appropriate and Inappropriate Arginine Vasopressin-Dependent Antidiuresis in Hyponatremia in Elderly Subjects. J Clin Endocrinol Metab, 86 : 1665-1671, 2001
2) Dorin, R. I., et al. : Diagnosis of adrenal insufficiency. Ann Intern Med, 139 : 194-204, 2003

演習問題 07

> **症　例**：70歳の女性．体重 50 kg．意識障害があり受診しました．BUN 13.0 mg/dL，Cr 1.00 mg/dL，尿酸 2.4 mg/dL，Na 116 mEq/L，K 4.8 mEq/L，Cl 86 mEq/L，血糖値 90 mg/dL，血漿浸透圧 250 mOsm/L，尿浸透圧 300 mOsm/L でした．

問 題

❶ 予想される ADH 分泌量はいくらですか．

❷ 甲状腺機能低下症はありませんでした．また副腎機能不全もありませんでした．この状態で，400 mEq/L の高濃度食塩液を 1.0 L 投与すると血清 Na 値はどのように変化しますか．

❸ ループ利尿薬を使用すると血清 Na 値はどのようになりますか．

解答・解説

❶ 予想されるADH分泌量はいくらですか．

この場合は輸液シート9の一部を使用します．すでに血漿浸透圧が測定されて250 mOsm/Lとわかっていますので4段目5段目から入力します．

血漿浸透圧 250 mOsm/L，尿浸透圧 300 mOsm/Lの関係からADH分泌の推測に関するルールは，項目12にあります．

血清Na値（mEq/L）	116
血糖値（mg/dL）	90
BUN（mg/dL）	13
尿浸透圧実測値（mOsm/L）	300
血漿浸透圧予測値（mOsm/L）	250
有効血漿浸透圧予測値（mOsm/L）	250
血漿浸透圧に対する推定ADH分泌量（pg/mL）	
ADH分泌予測値（実測近似）（pg/mL）	2.1

※輸液シート9より

本来，血漿浸透圧は270 mOsm/L未満では，ADH分泌はゼロになるはずですが，尿中浸透圧が血漿浸透圧より高い点で，ADHが分泌されている可能性があります．不適切なADH分泌があると判断されるためADHの測定が必要になります．

⇒第2部-12参照

❷ 甲状腺機能低下症はありませんでした．また副腎機能不全もありませんでした．この状態で，400 mEq/Lの高濃度食塩液を1.0 L投与すると血清Na値はどのように変化しますか．

再び，Adrogué-Madiasの式を使用しましょう．400 mEq/Lの高張Na溶液を1.0 L投与してみましょう．体重が50 kgですので，体液量は，50 × 0.6 = 30 Lになります．

Adrogué-Madiasの式

体重（kg）	体液量（L）	投与Na（mEq/L）	血清Na（mEq/L）
50	30	400	116
Δ［Na］	9.2		

※輸液シート14より

これらを入力すると，9.2 mEq/Lの上昇になります．すなわち，116 + 9.2 = 125 mEq/Lになります．

⇒第2部-20参照

❸**ループ利尿薬を使用すると血清 Na 値はどのようになりますか．**

　　高張 Na 溶液を 1.0 L 投与し 125 mEq/L になった段階で，ループ利尿薬を使用して 1 L の尿が排泄されたとします．その尿は，0.5 L の水と，0.5 L の生理食塩液（Na 値 154 mEq/L）に相当します．細胞外液量 30 × 4 / 12 ＝ 10 L ですので血清 Na 値は，（11 L × 125 − 154 × 0.5）÷ 10 ＝約 130 mEq/L になります．すなわち，125 mEq/L より約 5 mEq/L 上昇します．ループ利尿薬を上手に使用する方法をマスターしましょう．

演習問題 08

症　例：78歳の女性．発熱と意識障害があり救急搬送されました．軽度の認知症があり施設に入所中でした．受診時体重 45 kg．
当院救急外来受診時，血液検査：WBC 8,000, RBC 450万, Hb 13.51 g/dL, Ht 43 %, PLT 26.8万．アルブミン 4.4 g/dL, BUN 34.6 mg/dL, Cr 1.44 mg/dL, 尿酸 8.6 mg/dL, Na 151 mEq/L, K 4.0 mEq/L, Cl 112 mEq/L, AST 30 U/L, ALT 30 U/L, 血糖 112 mg/dL でした．

問 題

❶ 受診時の体重と血清Na値から，水分欠乏量はどの程度ですか．

❷ 使用する輸液剤は何にしますか．どれくらいの速度で輸液しますか．24時間後の血清Na値はいくらになりますか．

❸ この患者で予想される血漿浸透圧はいくらですか．

❹ 追加する検査として何を行いますか．

解答・解説

❶ 受診時の体重と血清Na値から，水分欠乏量はどの程度ですか．

　項目30の輸液シート17, 18を使用して，水分欠乏量を推測します．受診時の体重を参考にしますので，輸液シート18を使用します．目標血清Na値を140 mEq/Lとすると，3.5 Lの水分欠乏量であることが推測できます．
　　　　　　　　　　　　　　　　　　　　　　⇒第2部-30参照

水分欠乏量の計算式

受診時の体重を使用する場合	
受診時の体重(kg)	45
受診時の血清Na値(mEq/L)	151
目標血清Na値(mEq/L)	140
水分欠乏量(L)	3.5

※輸液シート18より

❷ 使用する輸液剤は何にしますか．どれくらいの速度で輸液しますか．24時間後の血清Na値はいくらになりますか．

　通常は，欠乏量の半分を24時間かけて投与し，残りの半分を24～72時間かけて投与します．この患者の場合は，3.5÷2＝1.75 Lを24時間で投与し，その後，24時間かけて1.75 Lを補充するとよいことになります．

　Adrogué–Madiasの式を使用してみましょう．Na濃度ゼロの5％ブドウ糖液を使用します．体液量は，脱水があるので体重の約50％と推測すると体重45 kg×0.5＝22.5 Lになります．5％ブドウ糖液を1 L投与すると，血清Na値は，6.4 mEq/L低下することが予測できます．そのときのNa値は，151－6.4＝145 mEq/L程度になっていると考えられます．

Adrogué-Madiasの式

体重(kg)	体液量(L)	投与Na(mEq/L)	血清Na(mEq/L)
(45)	22.5	0	151
Δ[Na]	－6.4		

※輸液シート14より

　その段階で，さらに5％ブドウ糖液を1 L投与した場合，尿量などでの喪失分がないと仮定すると，体液量は1 L追加されて，23.5 Lになっています．Na値は5.9 mEq/L低下し139 mEq/L程度になります．実際には，0.75 L投与するので，4 mEq/L程度の低下の割合になるはずです．すなわち，24時間で1.75 Lの5％ブドウ糖液を投与すると，140 mEq/L程度

になるものと考えられます．　　　　　　　　　⇒第2部-20参照

Adrogué-Madias の式

体重(kg) (45)	体液量(L) 23.5	投与Na(mEq/L) 0	血清Na(mEq/L) 145
Δ [Na]	−5.9		※輸液シート14より

❸**この患者で予想される血漿浸透圧はいくらですか．**

　この患者で予想される血漿浸透圧は，項目12の輸液シート9を使用します．

血清Na値(mEq/L)	151
血糖値(mg/dL)	112
BUN(mg/dL)	35
尿浸透圧実測値(mOsm/L)	
血漿浸透圧予測値(mOsm/L)	321
有効血漿浸透圧予測値(mOsm/L)	308
血漿浸透圧に対する推定ADH分泌量(pg/mL)	15.6
ADH分泌量予測値(実測近似)(pg/mL)	

※輸液シート9より

　BUNを加えた，血漿浸透圧予測値は，321 mOsm/Lになります．BUNを除いた有効血漿浸透圧は308 mOsm/Lになります．　⇒第2部-12参照

❹**追加する検査として何を行いますか．**

　ここで，尿浸透圧の結果があれば，ADHの分泌量を予測することができます．尿浸透圧が簡単に測定できない場合は，尿比重で代用することが可能です．尿比重が1.010では，尿浸透圧は350 mOsm/L，尿比重が1.020では，尿浸透圧は700 mOsm/L，尿比重が1.030では，尿浸透圧は1,100 mOsm/Lに相当します．

　もし，この患者で尿比重が1.010であったとすれば，尿浸透圧は350 mOsm/Lと推測できます．

血清Na値(mEq/L)	151
血糖値(mg/dL)	112
BUN(mg/dL)	35
尿浸透圧実測値(mOsm/L)	350
血漿浸透圧予測値(mOsm/L)	321
有効血漿浸透圧予測値(mOsm/L)	308
血漿浸透圧に対する推定ADH分泌量(pg/mL)	15.6
ADH分泌量予測値(実測近似)(pg/mL)	1.9

※輸液シート9より

　その際のADH分泌予測値は，1.9 pg/mLになります．一見すると基準値内に入っていますので正常と判断しがちですが，ここが大きな落とし穴になります．

　項目10で述べたように，健康成人のADH分泌量は，血漿浸透圧が上昇すると増加します．ADH分泌量＝0.38×（血漿浸透圧－280）の関係式で分泌されます．この患者では，期待値ADH分泌量＝0.38×（血漿浸透圧－280）＝0.38×（321－280）＝15.6 pg/mLになっていないといけません．期待値15.6 pg/mLにほど遠い1.9 pg/mLしか分泌されていないことになります．尿崩症の可能性がありますので実際にADHを測定する必要があります．ただし，検査結果が届くまでに1週間くらいありますので，その間に病態を把握し，対応する必要があります．

⇒第2部-10，12参照

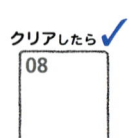

演習問題 09

> **症　例**：65歳の男性．心不全のため循環器内科に入院中．hANP（ハンプ®）を使用しています．体重 60 kg．1時間尿量は，250 mL です．アルブミン 3.2 g/dL，BUN 26.0 mg/dL，Cr 1.00 mg/dL，尿酸 2.4 mg/dL，Na 130 mEq/L，K 4.8 mEq/L，Cl 96 mEq/L でした．
> 4時間で尿量は 1,000 mL でした．

問 題

❶ 4時間での尿からの Na 排泄量はいくらになりますか．

❷ 血清 Na 値はいくらになりますか．

❸ 輸液はどのようにしますか．

解答・解説

❶ 4時間での尿からのNa排泄量はいくらになりますか．

　　ループ利尿薬でもhANP（ハンプ®）の投与でも，排泄された尿の塩分は，1/2生理食塩液と同等と考えられています．すなわち，4時間で1Lの尿が排泄されたとすると，0.5Lの生理食塩液（Na値154 mEq/L）と0.5Lの塩分の含まれない水であると判断します．すなわち，9 g÷2＝4.5 gの塩分（NaCl）が体外に排泄されることになります．Na量として76.5 mEqに相当します．

⇒第2部-13参照

Na量と塩分の関係

Na量(mEq)		⇒	NaCl量(g)	
Na量(g)		⇒	NaCl量(g)	
NaCl量(g)	4.5	⇒	Na量(mEq)	76.5
NaCl量(g)		⇒	Na量(g)	

※輸液シート10より

❷ 血清Na値はいくらになりますか．

　　体重が60 kgですので，体液量は，およそ36 Lになり，12 Lが細胞外液量になります．そこに含まれていたNa量は，130 mEq/L×12＝1,560 mEqになります．そこで4時間で細胞外液量が1 L減少し，Na量が76.5 mEq減少したのですから，(1,560－76.5)/11＝135 mEq/L程度になります．純粋な水が0.5 L減少したことがNa濃度を濃くしたことになります．

❸ 輸液はどのようにしますか．

　　もし，hANPを投与するのと同時に，5％ブドウ糖液を4時間で1 L投与したと考えましょう．そうすると投与量が尿量と一致していますので最終の体液量は，治療前と同じになります．そうすると (1,560－76.5)÷12＝124 mEq/Lになります．簡単に言えば，塩分を体内から4.5 g排泄したことになるのですから，血清Na値が低下することも納得できるでしょう．尿量を増加させ，塩分を排泄させながら，体液量を減らしつつ，血清Na値を安定させることは結構難しいことなのです．

　　この点を十分，考慮しないで利尿薬を使用して，5％ブドウ糖液を主体に使用すれば，塩分喪失になりますし，生理食塩液を補充すれば，塩分貯

留になるのです．

　もし，この患者でhANPを投与するのと同時に，5％ブドウ糖液を4時間で0.4 L投与した場合の血清Na値は，$(1{,}560 - 76.5) \div 11.4 = 130$ mEq/L程度になります．すなわち血清Na値を低下させることなく，体液量を $1.0 - 0.4 = 0.6$ L減らすことができることになります．利尿薬を使用したときの尿量と輸液投与量の関係を考えてみてください．

第3部　カリウム（K）

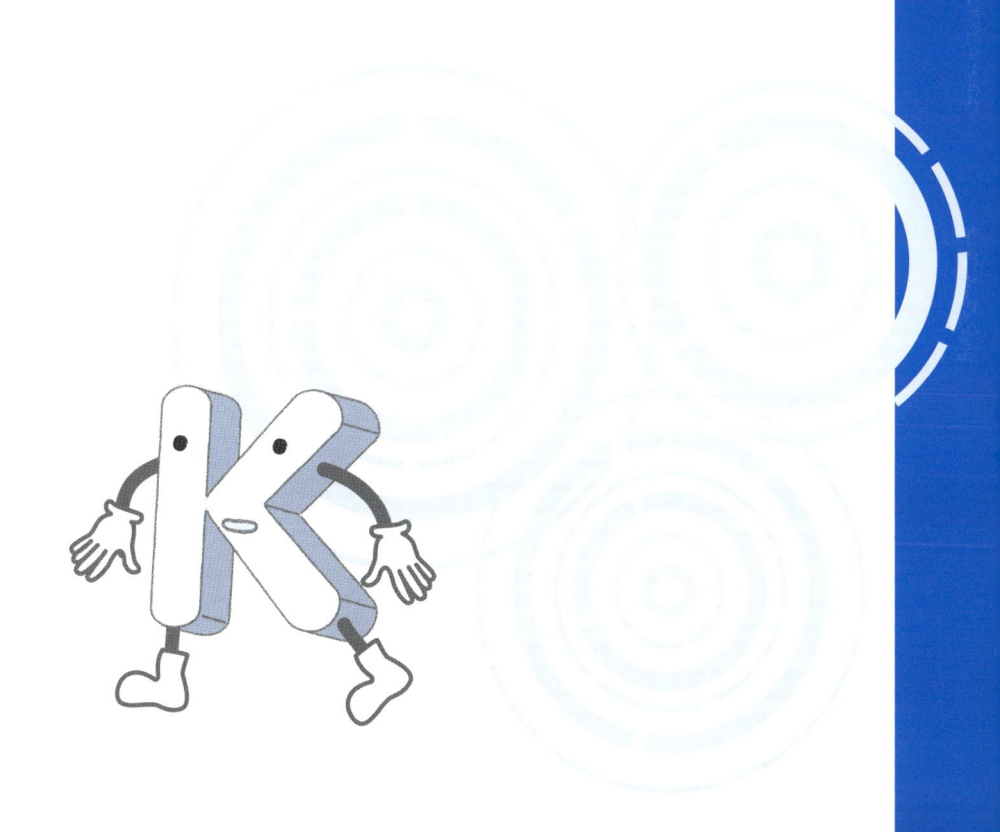

第3部　カリウム（K）

37. Kバランスはどのようになっていますか？

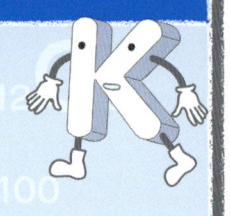

　　Kの原子量は39ですので，39 mgが1 mmolすなわち1 mEqに相当します．尿中排泄量は40～80 mEqであり，ほぼ経口摂取量に相当しています．尿中K排泄量（＝経口摂取量）は，約60 mEq/日と覚えるとよいでしょう．これをグラム換算すると60×39＝2,340 mgすなわち約2.0 gに相当しています．

　　尿中K排泄量は約60 mEq/日ですので，1時間あたり60 mEq/24時間＝2.5 mEqになります．すなわち4時間で約10 mEqが尿中に喪失します．このことは，Kを投与する際の重要なポイントになります．腎機能が正常であれば，4時間でK 10 mEqを投与しても，体内に貯留することはないと判断してよいのです．逆に腎機能が半分に低下（尿量が半分に減少）していれば，4時間で半分の5 mEqが妥当な投与量になります．

　　血清K値（細胞外K濃度）は，4.0 mEq/Lですが，細胞内のK濃度は100 mEq/L程度です．体重60 kgの人の体液量はおよそ36 Lです．24 Lが細胞内液で12 Lが細胞外液ですので，体内の総K量は24×100＋12×4＝2,400＋48＝約2,400 mEqになります．尿中排泄量から考えると，2,400÷60＝40倍　40日分の貯蔵量があることがわかります．

第3部 カリウム（K）

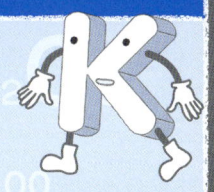

38. transtubular K gradient：TTKGとは何ですか？

Let's Try

輸液シート19 transtubular K gradient（TTKG）

血清K値，尿中K値，血漿浸透圧，尿浸透圧がわかればTTKGが計算できます．

血清K値（mEq/L）	(2.5)
尿中K値（mEq/L）	(60)
血漿浸透圧（mOsm/L）	(290)
尿浸透圧（mOsm/L）	(750)
TTKG	(9.3)

条件：尿中K値は25 mEq/L以上であること
　　　尿浸透圧は血漿浸透圧より高いこと

---

　　　transtubular K gradient（TTKG）とは，皮質集合管のK濃度/血清K濃度の比を示す数字になります．比が大きいことは，血中から尿細管へKが移動していることを意味します．すなわち，レニン・アンジオテンシン・アルドステロン系が賦活されていることを示唆しています．血清K濃度は採血すれば得られます．しかし，皮質集合管のK濃度は，簡単に測定できません．そこで重要なポイントは，皮質集合管の尿浸透圧は血漿浸透圧と等しくなっていることです．すなわち皮質集合管より末梢の集合管で水が再吸収されると尿が濃縮されます．排泄された尿のK濃度を，濃縮度（尿浸透圧/血漿浸透圧）で割った値が，皮質

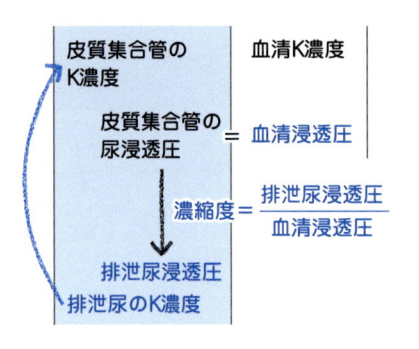

図6 ● TTKGの原理

表11 ● TTKGの判定

TTKG	低カリウム血症（＜3.5 mEq/L）
2.0未満	浸透圧利尿による受動的なKの喪失
2〜4	グレーゾーン
4.0以上	アルドステロンの亢進作用
TTKG	高カリウム血症（＞4.5 mEq/L）
7〜10	正常
7未満	アルドステロン不足

集合管のK濃度であると推測することができます．

TTKG＝皮質集合管のK濃度÷血清K濃度＝［尿のK濃度÷濃縮度（尿浸透圧÷血漿浸透圧）］÷血清K濃度 で求めることができます（**輸液シート19**）．ただし，血清K値によって判定基準が異なります（**表11**）．

輸液シート19に含まれる計算式
TTKG＝（尿中K値(mEq/L)×血漿浸透圧(mOsm/L)）÷
　　　（血清K値(mEq/L)×尿浸透圧(mOsm/L)）

文　献
1）Ethier, J. H., et al. : The transtubular potassium concentration in patients with hypokalemia and hyperkalemia. Am J Kidney Dis, 15 : 309-315, 1990

第3部 カリウム（K）

39. 低カリウム血症での TTKG の有用性は？

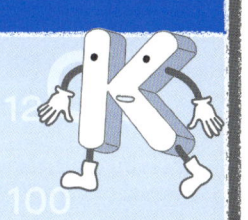

輸液シート20 低カリウム血症での TTKG からの
血漿アルドステロン濃度の推測

血清K値，尿中K値，血漿浸透圧，尿浸透圧がわかれば以下の数値が計算できます．

血清K値（mEq/L）	(2.5)
尿中K値（mEq/L）	(60)
血漿浸透圧（mOsm/L）	(290)
尿浸透圧（mOsm/L）	(750)
TTKG	(9.3)
血漿アルドステロン（pg/mL）	(248)

　　　　低カリウム血症が生じる病態として，①レニン・アンジオテンシン・アルドステロン系の賦活，②下痢，③嘔吐，④利尿薬使用などがあります．ここでTTKGと血漿アルドステロン濃度との関係を検討した報告があります．血漿アルドステロン濃度＝30×（TTKG－1）＝30×TTKG－30という式になります．低カリウム血症では，TTKGから血漿アルドステロン濃度を推測できるということになります（**輸液シート20**）．さらに，尿中アンモニア濃度を測定すると，嘔吐と利尿薬使用では有意に低下し，酸負荷，下痢，アルドステロン過剰では，尿中アンモニア濃度は有意に上昇します．

ただし，集合管の濃縮力が低下しているとTTKGは大きな影響を受けます．高齢者では，健康成人よりは低い値になることが示されています．同様に腎機能低下がある患者でも低下します．さらに皮質集合管のK濃度は，摂取K量によって大きな影響を受けます．

輸液シート20に含まれる計算式

TTKG＝〔尿中K値(mEq/L)×血漿浸透圧(mOsm/L)〕÷
〔血清K値(mEq/L)×尿浸透圧(mOsm/L)〕

血漿アルドステロン(pg/mL)＝30×TTKG－30

文 献

1) Joo, K. W., et al. : Transtubular potassium concetration gradient (TTKG) and urine ammonium in differential diagnosis of hypokalemia. J Nephrol, 13 : 120-125, 2000
2) Chacko, M., et al. : Effect of mineralocorticoid activity on transtubular potassium gradient, urinary〔K〕/〔Na〕ratio, and fractional excretion of potassium. Am J Kidney Dis, 32 : 47-51, 1998
3) Musso, C., et al. : Transtubular potassium concentration gradient: comparison between healthy old people and chronic renal failure patients. Int Urol Nephrol, 38 : 387-390, 2006

第3部　カリウム（K）

40. TTKGの限界は？

　排泄された尿のK濃度を，濃縮度（尿浸透圧/血漿浸透圧）で割ると皮質集合管のK濃度に相当し，その値を血清K値で割った値であるTTKG（transtubular K gradient）は，レニン・アンジオテンシン・アルドステロン系が賦活されている程度を推測することができるという利点があります．

　しかし，集合管の濃縮力が低下しているとTTKGは大きな影響を受けます．そのため高齢者では，尿の濃縮力が低下していますので健康成人よりは低い値になることが予想されます．同様に腎機能低下がある患者でも低下します．さらに皮質集合管のK濃度は，糸球体で濾過されるK量に依存していますので，摂取K量も大きな影響を与えます（表12）．

　また，アルドステロン作用のあるフルドロコルチゾン投与群と抗アルドステロン作用のあるスピロノラクトン投与群を比較した動物実験で，投与2日目まではフルドロコルチゾン投与群でTTKG上昇，スピロノラクトン投与群ではTTKG低下を示しましたが，4日目には，ス

表12 ● CcrとTTKGの関係

	Ccr	TTKG（平均値±2SD）
64歳以上の高齢者（特に腎疾患のない）	62±23	4.2±1.9
腎機能低下	39±22	6.2±1.8
健康成人		8.0±2.0

Ccr：クレアチニンクリアランス

ピロノラクトン投与群でも上昇し,両者は同じ値になりました.すなわち,TTKGが,アルドステロン作用の低下や亢進の指標とはなりえないという意見も出されています.

文　献

1) Musso, C., et al. : Transtubular potassium concentration gradient: comparison between healthy old people and chronic renal failure patients. Int Urol Nephrol, 38 : 387-390, 2006
2) Chacko, M., et al. : Effect of mineralocorticoid activity on transtubular potassium gradient, urinary [K] / [Na] ratio, and fractional excretion of potassium. Am J Kidney Dis, 32 : 47-51, 1998

第3部 カリウム（K）

41. 低カリウム血症のときのFE Kはどのようになりますか？

Let's Try

輸液シート21 FE Na（%）の計算

血清Na値，尿中Na値，血清Cr値，尿中Cr値がわかればFE Naが計算できます．

血清Na値(mEq/L)	(140)
尿中Na値(mEq/L)	(60)
血清Cr値(mg/dL)	(3.0)
尿中Cr値(mg/dL)	(150)
FE Na(%)	(0.9)

輸液シート22 FE K（%）の計算

血清K値，尿中K値，血清Cr値，尿中Cr値がわかればFE Kが計算できます．

血清K値(mEq/L)	(2.0)
尿中K値(mEq/L)	(30)
血清Cr値(mg/dL)	(0.8)
尿中Cr値(mg/dL)	(100)
FE K(%)	(12.0)

FE Na（Naクリアランスをクレアチニンクリアランスで割った値）は，急性腎不全の鑑別に重要な指標になります（**輸液シート21**）．腎前性腎不全では，糸球体から濾過される水・電解質が少ないにもかかわらず，それらを健康な尿細管が十分再吸収するために，クレアチニンクリアランスに対するNaのクリアランスが小さくなります．すなわち腎前性腎不全では，FE Naは1％未満になります．一方，腎性腎不全では，尿細管が障害されているためNaの排泄量が大きくなりますので，FE Naは1.0％より大きくなります．

　この考え方と同じようにクレアチニンクリアランスに対するKのクリアランス（FE K）を計算してみましょう（**輸液シート22**）．

輸液シート21に含まれる計算式
FE Na(%)＝100×尿中Na値(mEq/L)×血清Cr値(mg/dL)÷
　　　　〔血清Na値(mEq/L)×尿中Cr値(mg/dL)〕

輸液シート22に含まれる計算式
FE K(%)＝100×尿中K値(mEq/L)×血清Cr値(mg/dL)÷
　　　　〔血清K値(mEq/L)×尿中Cr値(mg/dL)〕

第3部　カリウム（K）

42. FE Kの基準はどのようになっていますか？

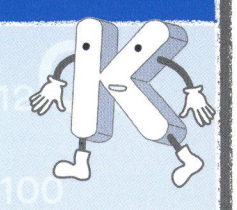

　FE KはKクリアランスをクレアチニンクリアランスで割った値の％表示ですので，腎機能の低下した状態と正常の状態では数字が異なります．

　健常者（正カリウム血症）では，4〜16％の範囲内になります．腎外性の原因で低カリウム血症になっている患者では，1.5〜6.4％になります．腎性の低カリウム血症では，9.5〜24％になります（表13）．

　すなわち，低カリウム血症の患者で腎外性と腎性を区別するためには，FE Kが6.5％未満であれば，腎外性であり不適切な腎からのK排泄がある可能性が高くなります．さらに9.5％以上であれば，腎性低カリウム血症と診断できます．

表13 ● FE Kの基準

	FE K（％）
健常者（正カリウム血症）	4.0〜16.0
腎外性低カリウム血症	1.5〜6.4
腎性低カリウム血症	9.5〜24.0

第3部　カリウム（K）

43. 血液のpHと血清K値の関係は？

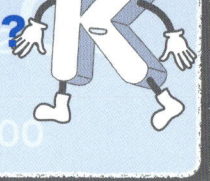

$pH = 7 + (80 - 24 \times PaCO_2 \div HCO_3) \div 100$

Let's Try

輸液シート23　腎不全でのpHと血清K値の関係

$PaCO_2$，HCO_3^- がわかれば H^+ 濃度，pH，K濃度が推測できます．

$PaCO_2$(Torr)	(40)
HCO_3^-(mmol/L)	(24)
H^+(nmol/L)	(40)
pH	(7.40)
K(mEq/L)	(5.3)

　Kの多くは細胞内液に分布しているので，血清K値から身体全体のK欠乏量を正確に評価することは不可能です．したがってK欠乏量の推測には限界があります．

　概略として，血清K値が4.0 mEq/Lから3.0 mEq/Lに低下した場合は，200〜400 mEqの喪失があると判断しています．さらに，200〜400 mEqが体外へ喪失すると血清K値は2.0 mEq/Lまでは低下しますが，それ以上にKが体外へ喪失しても，細胞内からKが移動するために血清K値はなかなか2.0 mEq/L以下にはなりません．

　さらに複雑にしているのは，血清K値は，細胞内外でのKの移動量に依存しているという点です．

　pHが7.40より低いとき（アシデミア）には，細胞内のpHも低下するために細胞膜に存在する3Na-2K ATPase（いわゆるNa-Kポンプ）

が，十分働かなくなります．その結果として，細胞外液にKが停滞し高カリウム血症が生じます．普通の場合でもpHが0.1低下するとKが0.2〜1.7 mEq/L（平均0.6 mEq/L）上昇するとされています．

ただし，腎不全が存在する場合は，Kの尿中排泄がありませんので，さらに蓄積しやすいとされています．透析前の血清K値とpHの関係では，pHが0.1低下すると，Kが約1.2 mEq/L上昇する関係があります（輸液シート23）．

輸液シート23に含まれる計算式
$H^+ (nmol/L) = (24 \times PaCO_2 (Torr)) \div HCO_3^- (mmol/L)$
$pH = 7 + (0.8 - H^+ (nmol/L) \div 100)$
$K (mEq/L) = 0.09 + 0.13 \times H^+ (nmol/L)$

文 献
1) Morgan, A. G., et al. : Potassium balance and acid-base changes in patients undergoing regular haemodialysis therapy. Br Med J, 1 : 779-783, 1970
2) Anderson, S. : Acute experimental acid-base disturbances in dogs. An investigation of the acid-base and electrolyte content of blood and urine. Scand J Clin Lab Invest, 14（Suppl66）: 1, 1962

第3部　カリウム（K）

44. 低カリウム血症での注意点は何ですか？

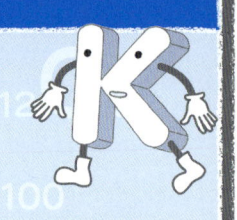

　低カリウム血症の臨床症状としては，しびれ，筋の脱力，麻痺があります．最悪の場合は，呼吸筋の麻痺で呼吸停止に至ることがあります．しかし，呼吸が停止すると呼吸性アシドーシス，無酸素による代謝性アシドーシスによって細胞内からKが移動しますので，血清K値は上昇し筋力は回復します．ただしこの間に低酸素・無酸素状態で脳虚血になると障害が残ることになります．

　さらに重要なポイントは，低カリウム血症の状態で，QT延長症候群から致死的なtorsade de pointes（トルサードポアン）に至ることがあるということです（図7）．これは，低カリウム血症の状態で併用する薬剤の影響が大いにあります（表14）．抗不整脈薬には特に注意が必要です．

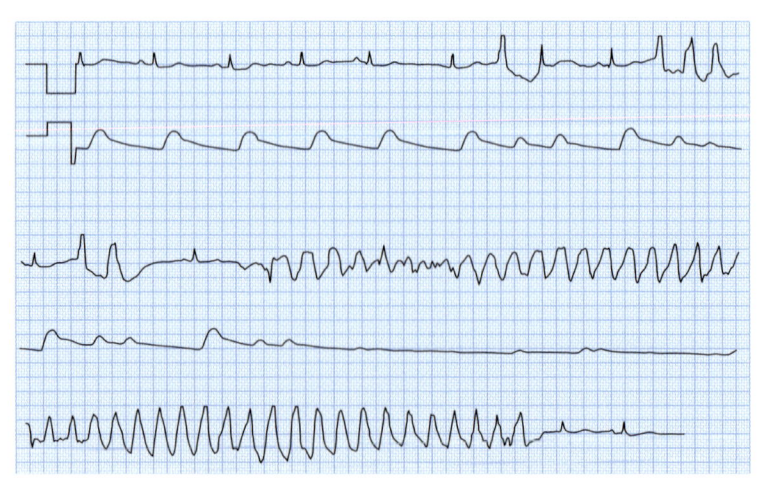

図7●torsade de pointesの典型的波形

表14 ● torsade de pointes を起こしやすい薬剤

薬効分類		薬品名
抗不整脈薬	1a群	キニジン，アジマリン，ジソピラミド，プロカインアミド，シベンゾリン
	その他	アミオダロン，アプリンジン，フレカイニド，ピルジカイニド，ベプリジル
向精神薬	フェノチアジン系	クロルプロマジン，レボメプロマジン，プロペリシアジン　他
	ブチロフェノン系	ハロペリドール，スピペロン　他
	三環系抗うつ薬	添付文書に記載なし
抗ヒスタミン薬		テルフェナジン，アステミゾール，エバスチン
頻尿治療薬		プロピベリン
合成抗菌薬		スパルフロキサシン
利尿薬（低カリウム血症によるQT延長）		チアジド系利尿薬，ループ利尿薬，グリチルリチン・甘草
マクロライド系抗菌薬（テルフェナジン等との相互作用による）		エリスロマイシン，クラリスロマイシン，ジョサマイシン
イミダゾール系抗菌薬（テルフェナジン等との相互作用による）		フルコナゾール，ミコナゾール，イトラコナゾール
その他		プロブコール，シサプリド，ペンタミジン

第3部　カリウム（K）

45. 薬剤に起因する torsade de pointes が発生する危険因子は何ですか？

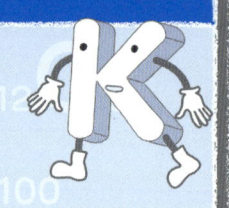

　以下の因子をもつ患者に項目44の表14であげた薬剤を投与するとtorsade de pointes の発症リスクが高くなります．

① 女性
② 低カリウム血症
③ 徐脈
④ QT延長を起こす薬剤によって心房細動から最近回復した人
⑤ うっ血性心不全
⑥ ジギタリス治療
⑦ QT延長を起こす薬剤の急速静脈注射
⑧ 元来のQT延長
⑨ 無症候性QT延長症候群
⑩ イオンチャネルの多型（変異による発症リスクの上昇）
⑪ 重症の低マグネシウム血症

文　献

1) Roden, D. M. : Drug-induced prolongation of the QT interval. N Engl J Med, 350 : 1013-1022, 2004

第3部 カリウム（K）

46. 低カリウム血症の治療をどうしますか？

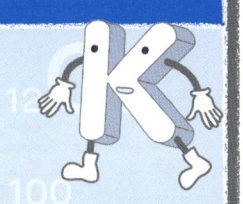

① 果物摂取
② 経口薬（経口カリウム薬，抗アルドステロン薬）
③ 経静脈的投与（点滴静注）の順に対処します．

① 果物摂取については，表15をご覧ください
② 経口薬（経口カリウム薬，抗アルドステロン薬）：カリウム製剤としては，ケーシーエル®，アスパラ®Kがあります．
抗アルドステロン薬：スピロノラクトン
③ 経静脈的投与（点滴静注）ではアスパラ®K，ケーシーエル®を用います

表15 ●果物に含まれるK量

食品	重量(g)	K(mg)	K(mg)/100g	K(mEq)	K(mEq)/100g
アボガド	201	1,204	599	31	15
バナナ	114	451	396	12	10
メロン	267	825	309	21	8
トマト	123	255	207	7	5
ぶどう	24	46	192	1	5
オレンジ	131	237	181	6	5
イチゴ	149	247	166	6	4
グレープフルーツ	120	167	139	4	4
スイカ	482	560	116	14	3
りんご	138	159	115	4	3

Mitch, W. E. & Klafr, S.: Nutrition and the kidney. Little brown and Company, Boston, 1988より引用

第3部　カリウム（K）

47. K投与の基準 : 20-40-60-120のルール!?

輸液シート24 K投与量と血清K値上昇

投与K量，投与時間，体液量，投与前血清K値を入力すれば投与後血清K値が予測できます．

投与K量（mEq）	(20)
投与時間（時間）	(2)
体液量（L）	(36)
細胞外液量（L）	(12)
投与前血清K値（mEq/L）	(4.5)
投与後血清K値予測値（mEq/L）	(5.8)

　低カリウム血症へのK投与において重要なポイントは4つあります．20-40-60-120と覚えましょう（表16）．

表16●K投与の基準

最大投与速度（mEq/時間）	20
最大投与濃度（mEq/L）	40
尿中排泄量（mEq/日）	60
最大投与量（mEq/日）	120

1）最大K投与速度は，20 mEq/時間です．

　もし20 mEqのKを1時間で投与すると，1時間での尿中K排泄

量は2.5 mEqですので17.5 mEqが細胞外液に停滞します．細胞外液量は60 kgの体重の人で約12 Lですので，$17.5 \div 12 = 1.5$ すなわち血清K値は1.5 mEq/L上昇します．投与前に4.0 mEq/Lであれば，1時間以内に5.5 mEq/Lにまで上昇します（**輸液シート24**）．これ以上多ければ，致死的不整脈が生じます．小児・高齢者では体液量は，少ないのでさらに減量する必要があります．

2）**投与するK濃度は，40 mEq/Lが上限です．**

生理食塩液に40 mEq/LのKClを追加したとすれば，40 mEqのKと40 mEqのClが追加されたことになります．その浸透圧は，Na＋Cl分の308 mOsm/LにK＋Cl分の80 mOsm/Lが加わり，388となります．これは血漿浸透圧290 mOsm/Lより約100大きな値であり，血管痛，血管損傷，末梢血管炎を引き起こします．

3）**1日の尿中K排泄量は，約60 mEqです．**

1時間当たり2.5 mEqになります．
これを基準にして考えましょう．

4）**1日最大K投与量は，120 mEqです．**

1日の尿中K排泄量は約60 mEqですので，その2倍量が1日投与の限界とされています．体内K総量が大幅に減少していても，150 mEqが最大とされています．

輸液シート24に含まれる計算式

細胞外液量(L)＝体液量(L)÷3

投与後血清K値予測値(mEq/L)＝〔細胞外液量(L)×投与前血清K値(mEq/L)＋投与K量(mEq)－投与時間(時間)×2.5〕÷細胞外液量(L)

第3部 カリウム

第3部　カリウム（K）

48. 高カリウム血症，低カリウム血症での心電図異常は，どのようなものがありますか？

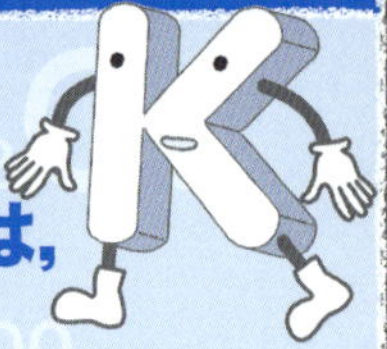

　高カリウム血症でも低カリウム血症でも心電図異常があれば致命的な状況を疑います．

1 高カリウム血症の心電図異常

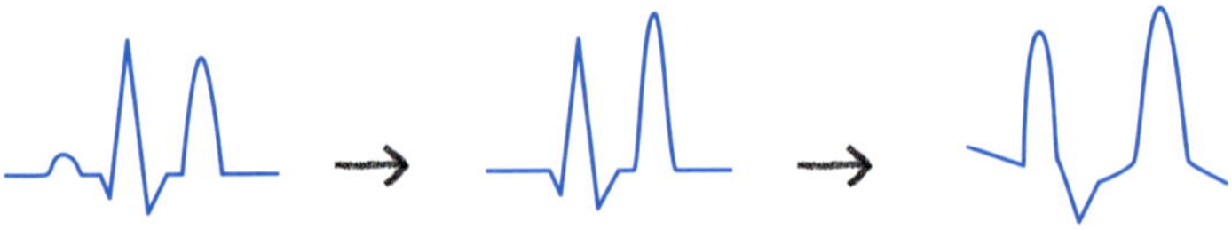

T波の増高	P波の消失，T波の増高	QRSの開大，高度徐脈，洞停止
血清K値5.5〜6.5 mEq/L	血清K値6.5〜7.5 mEq/L	血清K値＞7.0 mEq/L

図8●高カリウム血症の心電図の経時的変化

　高カリウム血症の際には，①QT間隔が短縮，②T波が増高（テント状T波），③QRSの延長，④PR間隔の短縮，⑤P波の消失，⑥サイン形の心室細動，⑦心停止が生じやすいことは学生レベルのテキストにも掲載されています（図8）．犬の実験では，高カリウム血症に関しての心電図異常の感度は89％，特異度は77％でした．しかし，ヒトでの検討では，高カリウム血症で，①QT間隔が短縮，②T波が増高（テント状T波），③QRSの延長を示したのは，わずか46％でしたが，65歳以上の高齢者の66％，腎不全患者の48％にも同様の所見が当てはまってしまいます．すなわち感度も特異度も劣るので，心電図の異常の有無で高カリウム血症の緊急性を判断することはできないという結論に至っています．

2 低カリウム血症の心電図異常

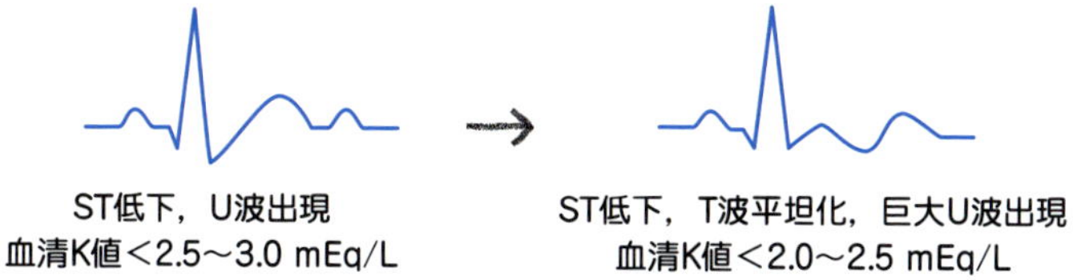

ST低下，U波出現
血清K値＜2.5〜3.0 mEq/L

ST低下，T波平坦化，巨大U波出現
血清K値＜2.0〜2.5 mEq/L

図9●低カリウム血症の心電図の経時的変化

　低カリウム血症では，QT延長症候群から致死的なtorsade de pointes（トルサードポアン）に至ることがあります．これは，低カリウム血症の状態で使用する薬剤によっても生じます．特に抗不整脈薬には注意が必要です．

文　献

1) Porter, R., et al. : Prediction of hyperkalemia in dogs from electrocardiographic parameters using an artificial neural network. Acad Emerg Med, 8 : 599 - 603, 2001
2) Acker, C. G., et al. : Hyperkalemia in hospitalized patients: Causes, adequacy of treatment, and results of an attempt to improve physician compliance with published therapy guidelines. Arch Intern Med, 158 : 917-924, 1998
3) Montague, B. T., et al. : Retrospective Review of the Frequency of ECG Changes in Hyperkalemia. Clin J Am Soc Nephrol, 3 : 324-330, 2008
4) Roden, D. M. : Drug-induced prolongation of the QT interval. N Engl J Med, 350 : 1013-1022, 2004

第3部　カリウム（K）

49. 保存血にはどれくらいKが含まれていますか？

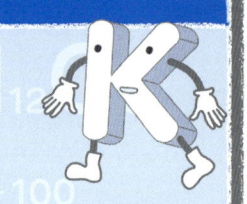

Let's Try

🌏 **輸液シート25** 保存血輸血を行った場合の血清K値の予測

保存日数，輸血量，投与時間，体液量，投与前血清K値を入力してみましょう．

保存日数（日）	(20)
輸血量（mL）	(400)
保存血内K量（mEq）	(16)
投与時間（時間）	(1)
体液量（L）	(36)
細胞外液量（L）	(12)
投与前血清K値（mEq/L）	(5.0)
投与後血清K値予測値（mEq/L）	(6.1)

　細胞内にはKが100 mEq/L程度含まれています．細胞が崩壊すると細胞外液にKが放出されることになります．以外に盲点となっているのが，保存血なのです．保存している間に赤血球が崩壊して細胞内からKが血漿の方に移動します．その増加の割合は，1日2 mEq/Lになります．血液の最大保存期限は21日になっていますので，約40 mEq/Lが増加していることになります．もし，400 mLを1時間で輸血した場合には，40 mEq×0.4 L＝16 mEqのKを1時間で投与することに相当するのです．つまり，高カリウム血症のある患者，腎不全の患者，

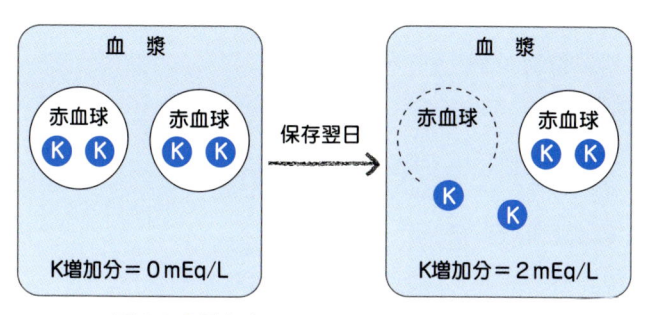

図10 ● 保存血におけるK濃度上昇の原理

アシドーシスになっている患者では，致命的になる危険があるのです．
　もし大量出血があり，1 L を 1 時間で投与したとすると，40 mEq の K を 1 時間で投与したことに相当し，また 1 時間での尿からの排泄量は 2.5 mEq ですので，その分を差し引いても細胞外液量は 12 L となり，37.5÷12＝3.1 mEq/L 上昇することになります．保存血輸血の際には保存期間と投与量と投与速度に十分注意しましょう（**輸液シート25**）．

輸液シート 25 に含まれる計算式

保存血内K量（mEq）＝ 2 ×保存日数（日）×輸血量（mL）÷1,000
細胞外液量（L）＝体液量（L）÷3
投与後血清K値予測値（mEq/L）＝〔細胞外液量（L）×投与前血清K値（mEq/L）＋保存血内K量（mEq）－投与時間（時間）×2.5〕÷細胞外液量（L）

文　献

1) Smith, H. M., et al. : Cardiac Arrests Associated with Hyperkalemia During Red Blood Cell Transfusion: A Case Series. Anesth Analg, 106 : 1062-1069, 2008

第3部　カリウム（K）

50. 高カリウム血症の治療をどうしますか？

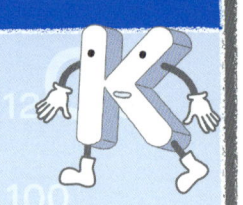

高カリウム血症に対する治療は以下のようになります．

① カリウムを含む輸液を中止する．
② カリウムを上昇させる薬剤を中止する．
③ 致命的不整脈を防止するためにカルチコール®0.1 mL/kgをゆっくり静注する．
④ 血液をアルカリ化して細胞内にKを移動させるためにメイロン®1 mL/kgを静注する．
⑤ グルコース・インスリン療法によって，細胞内にKを移動させる．
⑥ 腸管からKを除去するためにケイキサレート®を注腸する．
⑦ 血液透析を行う．

血液透析が最終的で確実な方法ですが，すべての施設でいつでも行えるわけではありません．血液透析を準備して開始できるまで早くても1時間くらいはかかります．その間に①〜⑤あるいは⑥を行うことになります．

第3部　カリウム（K）

51. グルコース・インスリン(GI)療法は具体的にどのようにするのですか？

　インスリンは，筋肉（骨格筋，心筋），脂肪組織の膜表面に存在するインスリン受容体に結合すると細胞質内にある糖輸送担体（GLUT4）を細胞膜表面に発現させます．そうするとブドウ糖（グルコース）の細胞内への取り込みが10〜20倍増加します．肝臓内では，肝静脈へのブドウ糖放出（糖新生）を抑制しますので血糖値が低下します．インスリンが作用し，グルコースが細胞内に移動するときにKイオンも同時に細胞内に入りますので低カリウム血症になります．この原理を応用して，血清K値を低下させるときにグルコース・インスリン療法を行います．しかし実は，細胞内外での移動だけであり，体内の総カリウム量は減少していないのです．

　実際には，50％グルコース 200 mL＋レギュラー・インスリン〔ヒューマリンR®（5 mU/kg体重/分，あるいは20単位）〕を5〜6時間で投与します．もちろん1時間後，2時間後の血清K値，血糖値を測定しながら，投与速度を調整します．

第3部　カリウム（K）

52. 陽イオン交換樹脂薬の使い方はどのようにするのですか？

1 イオン交換樹脂薬の種類

　　イオン交換樹脂薬には，陽イオン交換体と陰イオン交換体があります．腸管からKを吸着させるためには，陽イオン交換体を使用します．最初に開発されたものは，Naイオンを含有し，Kイオンを吸着してNaイオンを放出するタイプのものでした．商品名としてケイキサレート®になります．しかし，Kが除去できるのですが，Naが負荷されますので体液貯留を引き起こす危険があります．そこで，Naの代わりとしてCaを含有する交換体が開発されました．これがカリメート®になります．慢性腎不全では，低カルシウム血症になりやすいことからKを排泄して，Caを再吸収する方が理にかなっています．通常は，1回1包を1日2～3回内服します．しかし，粉状で内服しにくい欠点がありゼリー状に加工したアーガメイトゼリー®もあります．

2 使用時の注意点

　　注意する点は，腸炎などがある場合には，イオン交換樹脂が腸管上皮を破り腸管粘膜下まで達し腸管穿孔を生じることがある点です．また，注腸で使用する場合には，ケイキサレート® 1 g/体重kgを微温湯（ぬるま湯）100 mLに溶解してカニューレを使って注腸します．浸透圧のない純水で溶解することが重要です．電解質溶液・ブドウ糖などの浸透圧物質で溶解すると腸穿孔を起こす危険があります．

第3部 カリウム（K）

53. 血液透析でのKの除去量はどれくらいですか？

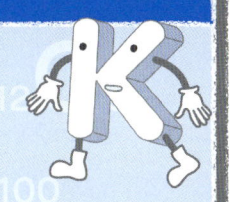

　腎不全患者で血液透析前の血清K値は，ほとんどの患者で5.0 mEq/L以上であり，6.0 mEq/L以上の患者が19％も存在します．

　透析液中のKの濃度は2.0 mEq/Lですので，血清K値が5.0 mEq/Lのときに，1 Lあたり3 mEqが除去されます．1回の透析時間が4時間の場合では，血流量180～200 mL×60分×4時間＝43.5～48 L（平均45 L）の血液が1回4時間の透析で「ダイアライザ」の中をくり返し通過することになります．すなわち，理論的には3×45＝135 mEqのKが体内から透析液に喪失することになります．しかし透析開始30分で血清K値は約1 mEq/L，1時間で1.5 mEq/L低下します．すなわち血中と透析液中の濃度差が徐々に小さくなりますので，理論値よりは低く4時間透析後のK除去量は，80～100 mEqと考えられています．

　血液透析では体外に確実にKを除去することから，高カリウム血症の最も有効な治療法になります．

文献

1) Heguilén, R. M., et al. : The faster potassium-lowering effect of high dialysate bicarbonate concentrations in chronic haemodialysis patients. Nephrol Dial Transplant, 20 : 591-597, 2005

第3部　カリウム（K）

54. 高カリウム血症におけるそれぞれの治療法の有効性はどのようになっていますか？

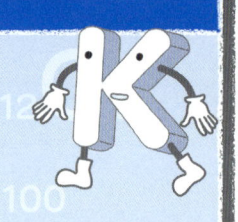

　血液透析を行っている患者での成績があります（図11）．①重曹（2〜4 mmol/分）投与では，血清K値は低下せず，1時間後に5.66 mEq/Lから5.83 mEq/Lまでわずかに上昇しました．②エピネフリン（0.05 μg/kg体重/分）の静脈投与では，50％の患者で，5.57 mEq/Lから5.25 mEq/Lまで低下しましたが，残りの半分は不変でした．③グルコース・インスリン療法では，5.62 mEq/Lから4.70 mEq/Lまで低下しました．⑤血液透析では，5.63 mEq/Lから4.29 mEq/Lまで急速に低下しました．

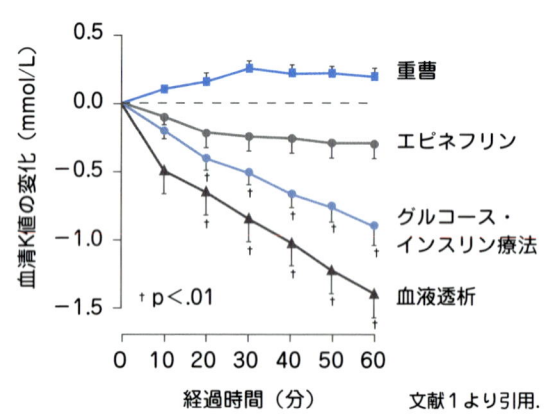

図11 ● 高カリウム血症での各治療の有効性

文　献

1) Blumberg, A., et al. : Effect of various therapeutic approaches on plasma potassium and major regulating factors in terminal renal failure. Am J Med, 85 : 507-512, 1988

演習問題 10

症　例：34歳の女性．手足のしびれ感があり受診しました．ときどき，脱力感もあります．来院時身長 157 cm，体重 45 kg．
尿検査：pH 6.0　蛋白 ＋／－，潜血反応 －，尿浸透圧 700 mOsm/L，尿中 Na 100 mEq/L，K 70 mEq/L，Cl 70 mEq/L，尿中 Cr 80 mg/dL
血液検査：WBC 4,200，RBC 400万，Hb 11.5 g/dL，Ht 38 %，PLT 26.8万．TP 7.8 g/dL，アルブミン 3.8 g/dL，BUN 14 mg/dL，Cr 0.7 mg/dL，尿酸 3.4 mg/dL，Na 140 mEq/L，K 2.8 mEq/L，Cl 114 mEq/L，血糖 90 mg/dL

問 題

❶ TTKGと推定される血漿アルドステロン値はいくらですか．

❷ FE Kはいくらですか．

❸ どのような病態であると考え，追加する検査として何を行いますか．

解答・解説

❶ TTKGと推定される血漿アルドステロン値はいくらですか．

　　TTKGと血漿アルドステロン濃度は項目39を参考にします．その前に，血漿浸透圧は，項目12を参照します．血漿浸透圧は，290 mOsm/Lになります．

血清Na値（mEq/L）	140
血糖値（mg/dL）	90
BUN（mg/dL）	14
尿浸透圧実測値（mOsm/L）	700
血漿浸透圧予測値（mOsm/L）	290
有効血漿浸透圧予測値（mOsm/L）	285
血漿浸透圧に対する推定ADH分泌量（pg/mL）	3.8
ADH分泌予測値（実測近似）（pg/mL）	4.1

※輸液シート9より

低カリウム血症

血清K値（mEq/L）	2.8
尿中K値（mEq/L）	70
血漿浸透圧（mOsm/L）	290
尿浸透圧（mOsm/L）	700
TTKG	10.4
推測血漿アルドステロン濃度（pg/mL）	281

※輸液シート20より

　　TTKGは，10.4になりました．その値の評価としては，低カリウム血症（＜3.5 mEq/L）のときに4.0以上ではアルドステロンの亢進作用があると判断されます．推測値は，281 pg/mLになります．

⇒第2部-12，第3部-38，39参照

❷ FE Kはいくらですか．

　　FE Kを求めてみましょう．項目41を参考にしましょう．

FE K（%）の計算

血清K値（mEq/L）	2.8
尿中K値（mEq/L）	70
血清Cr値（mg/dL）	0.7
尿中Cr値（mg/dL）	80
FE K（%）	21.9

※輸液シート22より

FE Kは約22％になりました．FE Kが9.5％以上であれば，腎性低カリウム血症と診断できます．腎臓に病変があり，K喪失が生じていることがわかります．
⇒第3部-41参照

❸どのような病態であると考え，追加する検査として何を行いますか．

　　ここで，血中Na 140 mEq/L，K 2.8 mEq/L，Cl 114 mEq/Lに注目してみましょう．Na－Cl＝アニオンギャップ＋HCO_3^-になります．アニオンギャップの基準値は，12±2ですが，12（1ダース）と覚えましょう．HCO_3^-の基準値は，24（2ダース）ですので，Na－Cl＝36（3ダース）になるはずです．この患者のNa－Cl＝140－114＝26になります．すなわち，アニオンギャップが正常であるとすれば，HCO_3^-＝26－12＝14になるはずです．これは，代謝性アシドーシスが存在する可能性があります．代謝性アシドーシスがあるときには，通常血清K値は上昇するはずですが，腎臓から漏出があると低下します．すなわち尿細管性アシドーシスが存在することを示唆するため，血液ガス分析が必要になります．また，尿細管性アシドーシスをきたす原因として，TP 7.8 g/dL，アルブミン 3.8 g/dLからガンマグロブリンの値を推測すると，7.8－3.8＝4.0 g/dLに相当します．これは高ガンマグロブリン血症を示唆しています．ほかにもSjögren症候群，原発性胆汁性肝硬変，全身性エリテマトーデスなどの自己免疫疾患，多発性骨髄腫などもチェックする必要があります．

演習問題 11

症　例：18歳の女性．手足のしびれ感があり受診しました．ときどき，脱力感もあります．来院時身長 157 cm，体重 45 kg．血圧 100/60 mmHg

尿検査：pH 6.5　蛋白 ＋／－　潜血反応 －，尿浸透圧 400 mOsm/L，尿中 Na 100 mEq/L，K 60 mEq/L，Cl 70 mEq/L，尿中 Cr 60 mg/dL

受診時，血液検査：TP 6.8 g/dL，アルブミン 4.0 g/dL，BUN 28 mg/dL，Cr 0.9 mg/dL，尿酸 9.8 mg/dL，Na 136 mEq/L，K 3.0 mEq/L，Cl 94 mEq/L，血糖 60 mg/dL

問 題

❶ TTKG と推定される血漿アルドステロン値はいくらですか．

❷ FE K はいくらですか．

❸ どのような病態であると考え，追加する検査として何を行いますか．

解答・解説

❶ TTKGと推定される血漿アルドステロン値はいくらですか.

項目12と39を参考にします.

血清Na値(mEq/L)	136
血糖値(mg/dL)	60
BUN(mg/dL)	28
尿浸透圧実測値(mOsm/L)	400
血漿浸透圧予測値(mOsm/L)	285
有効血漿浸透圧予測値(mOsm/L)	275
血漿浸透圧に対する推定ADH分泌量(pg/mL)	2.0
ADH分泌予測値(実測近似)(pg/mL)	2.4

※輸液シート9より

低カリウム血症

血清K値(mEq/L)	3.0
尿中K値(mEq/L)	60
血漿浸透圧(mOsm/L)	285
尿浸透圧(mOsm/L)	400
TTKG	14.3
推測血漿アルドステロン濃度(pg/mL)	398

※輸液シート20より

TTKGは,14.3となり,推測の血漿アルドステロン濃度は,398 pg/mLとなります.すなわち,レニン・アルドステロンが賦活された状態です.

⇒第2部-12, 第3部-38, 39参照

❷ FE Kはいくらですか.

FE K(%)の計算

血清K値(mEq/L)	3.0
尿中K値(mEq/L)	60
血清Cr値(mg/dL)	0.9
尿中Cr値(mg/dL)	60
FE K(%)	30.0

※輸液シート22より

低カリウム血症が存在する状況で,FE K 30％と高値になっています.すなわち,腎性低カリウム血症と判断します.

⇒第3部-41参照

❸ どのような病態であると考え，追加する検査として何を行いますか．

ここで血中 Na 136 mEq/L, K 3.0 mEq/L, Cl 94 mEq/L, に注目しましょう．

Na － Cl ＝ 136 － 94 ＝ 42 になります．アニオンギャップが正常であるとすれば，通常は，36になるはずです．それより6多いということは，HCO_3^-が6増加していることを示唆しています．すなわち代謝性アルカローシスが生じています．代謝性アルカローシスは，アルドステロン症でも生じますが，この患者では血圧は高くありません．Bartter症候群あるいはGitelman症候群の可能性があります．さらに，ループ利尿薬を使用した際の偽性Bartter症候群でも検査成績としては，ほとんど同じになります．この患者で，偽性Bartter症候群に目をつけるポイントは，尿酸値が性別，年齢を考えると高いことにあります．利尿薬を使用すると，尿酸値は上昇します．ループ利尿薬による偽性Bartter症候群を考えて，尿中のフロセミド濃度を測定することが重要です．また，尿中Ca, Mg値も参考になります．

⇒演習問題10-③参照

演習問題 12

症　例：64歳の男性．検診で高カリウム血症を指摘され受診しました．身長 165 cm，体重 60 kg．
尿検査：pH 5.0　尿蛋白 1＋，尿潜血反応 －，尿浸透圧 1,000 mOsm/L，尿中 Na 120 mEq/L，K 40 mEq/L，Cl 80 mEq/L，尿中 Cr 60 mg/dL
血液検査：WBC 4,200，RBC 330万，Hb 10.0 g/dL，Ht 32 %，PLT 26.8万．TP 6.5 g/dL，アルブミン 3.3 g/dL，BUN 33 mg/dL，Cr 1.1 mg/dL，尿酸 6.7 mg/dL，Na 135 mEq/L，K 6.0 mEq/L，Cl 104 mEq/L，血糖 126 mg/dL

問　題

❶ TTKGと推定される血漿アルドステロン値はいくらですか．

❷ どのような病態であると考え，追加する検査として何を行いますか．

❸ 治療はどのようにしますか．

解答・解説

❶ TTKG と推定される血漿アルドステロン値はいくらですか.

項目 12 と 39 を参考にします．

血清 Na 値(mEq/L)	135
血糖値(mg/dL)	126
BUN(mg/dL)	33
尿浸透圧実測値(mOsm/L)	1000
血漿浸透圧予測値(mOsm/L)	289
有効血漿浸透圧予測値(mOsm/L)	277
血漿浸透圧に対する推定 ADH 分泌量(pg/mL)	3.3
ADH 分泌予測値(実測近似)(pg/mL)	5.9

※輸液シート 9 より

高カリウム血症

血清 K 値(mEq/L)	6.0
尿中 K 値(mEq/L)	40
血漿浸透圧(mOsm/L)	289
尿浸透圧(mOsm/L)	1,000
TTKG	1.9
推測血漿アルドステロン濃度(pg/mL)	28

※輸液シート 20 より

TTKG は 1.9 であり，高カリウム血症（4.5 mEq/L）のとき 7 未満ではアルドステロン不足と診断されます．低レニン低アルドステロン症が疑われます．

⇒第 2 部-12，第 3 部-38，39 参照

❷ どのような病態であると考え，追加する検査として何を行いますか.

血中 Na 135 mEq/L，K 6.0 mEq/L，Cl 104 mEq/L を検討します．Na − Cl = 135 − 104 = 31 になります．アニオンギャップが正常範囲内（12 ± 2）にあるとすれば，31 − 12 = 19 が，HCO_3^- であると予測できます．HCO_3^- が基準値 24 より低下していますので，代謝性アシドーシスが存在すると考えられます．しかも，低レニン低アルドステロン症のⅣ型（広汎性）尿細管性アシドーシス（renal tubular acidosis：RTA）が最も可能性が高くなります．Ⅳ型 RTA は，アルドステロン欠損または遠位尿細管のアルドステロン不応答性が原因になります．アルドステロンが作用すると K および H と引きかえに Na 再吸収を高めます．しかし，アルドステロンが減少すると K 排泄量は減少し，高カリウム血症，アンモニア産生

の減少，酸排泄の減少が起こります．尿pHは通常正常のことが多いようです．原因としては，糖尿病，HIV腎症または間質性腎障害〔SLE（systemic lupus erythematosus：全身性エリテマトーデス），閉塞性尿路疾患，鎌状赤血球疾患〕，感染症（サイトメガロウイルス，マイコバクテリウム-アビウムコンプレックス），種々の薬物（NSAIDs，ACE阻害薬，アンジオテンシンⅡ受容体拮抗薬，カリウム保持性利尿薬，トリメトプリム，ペンタミジン，ヘパリン）との関連で起こる場合があります．その他の原因としては，副腎不全，先天性副腎皮質過形成，遺伝性障害（例，アルドステロン合成酵素Ⅰ型またはⅡ型欠損，偽低アルドステロン症Ⅰ型またはⅡ型）などがあります．低レニン低アルドステロン症を予想してレニン活性，血漿アルドステロン値を検査することが重要になります．

　この患者さんでは，糖尿病の可能性が高いと思われます．

⇒演習問題10-③参照

❸治療はどのようにしますか．

　治療としては，高カリウム血症に対しては，K摂取量の制限を行います．さらにカリウム排泄性利尿薬（フロセミドを20〜40 mg，経口にて1日1回または1日2回，効果に応じて調整）を使用することもあります．少数の患者では，鉱質コルチコイド補充療法〔フルドロコルチゾン（フロリネフ®），0.1〜0.2 mg，経口にて1日1回〕が必要となりますが，高血圧や心不全あるいは浮腫のある患者では慎重に使用することになります．

演習問題 13

症　例：68 歳の男性．身長 165 cm，体重 60 kg．
保存期腎不全として外来通院中でした．2 週間前の受診時は，BUN 50 mg/dL，Cr 5.0 mg/dL，Na 140 mEq/L，K 5.5 mEq/L，Cl 110 mEq/L でした．アーガメイト®ゼリーを内服中です．10 日前から膝関節痛があり，近医で NSAIDs を処方され内服しました．その後上腹部痛が出現し黒色便も出現したため，消化器内科を夕方に受診しました．緊急検査では，BUN 70 mg/dL，Cr 5.8 mg/dL，Na 135 mEq/L，K 5.5 mEq/L，Cl 105 mEq/L．2 週間目の Hb 10.5 g/dL が 8.0 g/dL まで低下していました．輸血をオーダーし届きましたが，製造日から 10 日目の保存血液でした．血圧は 90 mmHg 台であり，尿は出ていません．

問　題

❶ ヘモグロビン値の低下から，喪失した血液量はどれくらいと推測しますか．

❷ 10 日目の保存血 800 mL に含まれる K はいくらですか．

❸ この保存血 800 mL を 1 時間で投与すると血清 K 値はいくらになりますか．

❹ どのような対策をとりますか．

解答・解説

❶ヘモグロビン値の低下から,喪失した血液量はどれくらいと推測しますか.

体重60 kgの人の体液量は,約36 Lになり,そのうち12分の1(3 L)が循環血液中にあります.しかし血液中には体液として考えない血球成分もありますので,実際の循環血液量は約5 Lになります.基準値として血液のヘモグロビン値を14 g/dLと仮定しましょう.もし,ヘモグロビンが1.0 g/dL低下すると,1.0 g/dL×50 dL=50 gが喪失したことになります.ヘモグロビン50 gは基準の血液量に換算すると50÷14=3.57 dLに相当します.約400 mLになるのです.すなわち,逆に考えると平均的な体重であれば,400 mLの血液が喪失するとヘモグロビンが1.0 g/dL低下することになります.この患者では,10.5 g/dLから8.0 g/dLまで2.5 g/dL低下していますので,357×2.5=893 mL,約900 mLの出血があったと判断できます.

輸血のヘモグロビン値も14/dLと仮定すれば簡単には,400 mLの輸血を行うとヘモグロビンは1.0 g/dL上昇するはずであると覚えましょう.

❷10日目の保存血800 mLに含まれるKはいくらですか.

項目49を参考にしましょう.保存している間に赤血球が崩壊して細胞内からKが血漿の方に移動します.Kの上昇の割合は,1日2 mEq/Lになっています.今回の場合,10日目の保存血ですので,2×10=20 mEq/Lが含有されています.これが800 mL=0.8 Lですので,20×0.8=16 mEqになります.

⇒第3部-49参照

❸この保存血800 mLを1時間で投与すると血清K値はいくらになりますか.

これを1時間で投与すると,16 mEqのKを負荷することになります.細胞外液量は12 Lですので,16÷12=1.3 mEq/L上昇することになります.また無尿のため尿からのK排泄はありません.

すなわち,受診時5.5+1.3増加分=6.8 mEq/Lとなり,急激に上昇して不整脈を引き起こす危険があります.

⇒第3部-49参照

❹どのような対策をとりますか.

高カリウム血症に対する対策を考えておきます.イオン交換樹脂薬の内

服は，消化管病変が疑われますので使用できません．また，注腸法も不適切でしょう．グルコース・インスリン療法が妥当です．輸血と別ルートで10％ブドウ糖溶液 500 mL＋レギュラーインスリン 10 単位を使用することも考慮しておきましょう．

⇒第3部-50～52参照

第4部　クロライド（Cl）

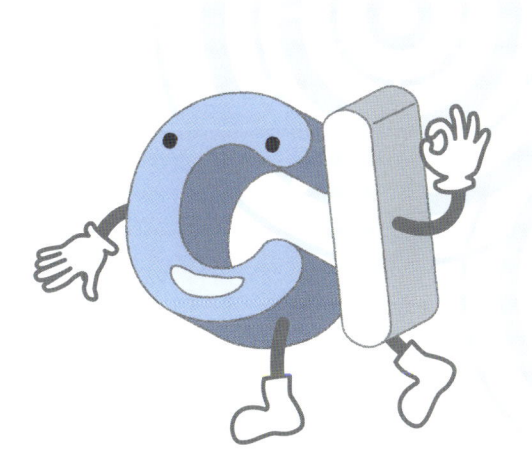

第4部　クロライド（Cl）

55. Clバランスはどのようになっていますか？

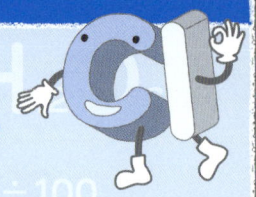

　Clは，NaやKやCaに比べて大変地味な存在になっています．しかし，血中では一番多い陰イオンです．Clの吸収と排泄を考えてみましょう．

1 胃におけるClバランスの調節

　胃では，壁細胞から塩酸（$H^+ \cdot Cl^-$）が分泌されます．胃液は1回の食事で約500〜700 mL分泌され，1日の分泌量は約1,500〜2,500 mLに達します．そのpHは1.0〜1.5の強酸性です．pH＝1.0ということは水素イオンが，10^{-1} mol/L＝100 mmol/L＝100 mEq/Lに相当します．H^+とCl^-は等量分泌されますので，Cl^-も100 mEq/Lで分泌されていることになります．1日で2 Lとすると，胃からのCl^-総排泄量は約200 mEqになります（ちなみに血中ではpH7.40となりH^+濃度は40 nmol/Lになっています）．

　分泌のメカニズムとしては，壁細胞の血管側から，CO_2が壁細胞内に入ります．そこで炭酸脱水酵素によってH_2Oと反応してH_2CO_3になります．その後，H^+とHCO_3^-に分離します．H^+は胃液側に分泌されます．HCO_3^-は，血管側に分泌されます．そのとき血管側の細胞膜でHCO_3^-と交換されてCl^-が細胞内に入ります．その後，細胞内のCl^-イオン濃度が上昇し，Clチャネルを介して胃液側に分泌されます．その結果，H^+とCl^-が胃液中に分泌されることになります．

2 腸におけるClバランスの調節

　腸でのCl^-の吸収については，十分解明されていない点があります．胃では，塩酸（H^+, Cl^-）が分泌されました．さらに食事からの塩分

(Na^+, Cl^-) もありますので，これらが再吸収される必要があります．単純に考えて，Na^+，H^+，Cl^-を吸収して，胃で胃酸を分泌するときに血管側に入ったHCO_3^-を分泌する必要があります．少なくともCl^-とHCO_3^-を交換する輸送体が存在すると考えられます．さらに，Cl^-を分泌するチャネル（ClC-2）が管腔側の細胞膜に存在することもわかっています．腸管粘膜上の細胞のClチャネルに作用することにより，腸液分泌を促す下剤（ルビプロストン）が開発されています．

3 腎臓〜尿におけるClバランスの調節

胃で分泌されたCl^-は腸で吸収されますが，さらに摂取した塩分量（Na^+，Cl^-）分のCl^-が体内に吸収されます．これらのCl^-は最終的に腎臓から排泄されます．腎臓の中でも，ヘンレループの上行脚での尿細管腔側のNa^+/ 2 Cl^-/K^+共輸送体が重要です．そこで尿細管から細胞内に吸収されたCl^-は，血管側のClチャネルで血液側に移動します．さらにCl^-は遠位尿細管起始部でのNa^+/ Cl^-共輸送体によって再吸収され，K^+/ Cl^-共輸送体によって血液内に移動します．最終的には，塩分摂取量と同量の塩分を尿中に排泄しています．

文　献
1) Kunzeimann, K. & Mall, M. : Electrolyte transport in the mammalian colon: mechanisms and implications for disease. Physiol Rev, 82 : 245-289, 2002

第4部　クロライド（Cl）

56. Clチャネルにはどのようなものがあるのですか？

　Clチャネルは，シビレエイで初めてクローニングされました．しかしこのクローニングされたものは哺乳類の遺伝子上にはないために，ClC-0と名づけられています．現在，哺乳類のClチャネル遺伝子は，9つあることがわかっています．

1 細胞膜上に存在するもの

ClC-1：骨格筋に存在し，膜電位の安定化に関与しています．ヒトの疾患としては，先天性筋緊張症（myotonia congenita）に関与します．

ClC-2：細胞全般に存在し，特に上皮細胞での一方向性Cl^-輸送にかかわっています．細胞内Ca^{2+}濃度の上昇によって作動するものや浸透圧変化によって細胞内容積の変化に反応するものなどがあります．

ClC-Ka：尿細管と耳に存在します．Cl^-の血管側への移動に関与しています．遺伝子欠損マウスでは腎性尿崩症を呈します．

ClC-Kb：尿細管に存在します．ヒトBartter症候群の第4の原因遺伝子として発見されたBarttin蛋白に相当します．

2 細胞内小胞体（エンドソーム・リソソーム）に存在するもの

ClC-3：脳，腎臓，肝臓に広く存在しています．シナプス，エンドソームの酸性化に関与しています．遺伝子欠損マウスでは網膜変性あるいは海馬の変性が生じ，neuronal ceroid lipofuscinosis（NCL）様の病態になります．

ClC-4：脳，腎臓，筋肉に広く存在していますが，機能はよくわかっていません．

ClC-5：腎臓と小腸に存在します．エンドソームの酸性化障害が生じ，ヒトでは，Dent病（小分子性尿蛋白，腎結石）に関与します．

ClC-6：神経細胞に存在します．欠損マウスではlysosomal storage（リソソーム蓄積症）に類似します．

ClC-7：広範な細胞に存在しますが，ヒトの遺伝子異常では，破骨細胞での骨吸収が障害されるために，常染色体性劣性の大理石病になります．

文　献

1) Jentsch, T. J. : CLC chrolide channels and transporters: from genes to protein structure, pathology and physiology. Clit Rev Biochem Mol Biol, 43 : 3-36, 2008

in-out balance

第4部　クロライド（Cl）

57. "Na－Cl"から わかることは何ですか？

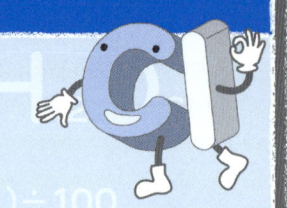

Let's Try

輸液シート 26 Na－Cl を用いての酸塩基平衡異常の推測

アニオンギャップを12としたときにNa, Cl, KがわかればHCO$_3^-$が計算できます．

Na$^+$	Cl$^-$
K$^+$	HCO$_3^-$

アニオンギャップが12のとき

(140)	(104)
(4.0)	(24)

　　一般的に，Na, K, Clはワンセットにして検査をします．HCO$_3^-$については，日本では通常検査しませんが，アメリカでは静脈血でもチェックします．記載のしかたとしては，カルテに十字を書いて，左上部分にNa$^+$，左下部分にK$^+$を，右上部分にCl$^-$，右下部分にHCO$_3^-$を記載して陽イオンと陰イオンがすぐわかるように教育されています．

　　NaとClがわかると，アニオンギャップ（AG）の公式AG＝Na－（Cl＋HCO$_3^-$）より，AG＝Na－Cl－HCO$_3^-$になります．すなわち，Na－Cl＝AG＋HCO$_3^-$と変形できます．

　　AGの正常値は12±2ですので，基準値として12と覚えましょう．HCO$_3^-$の正常値は24ですので，Na－Cl＝36になります．また上記の式より（Na－Cl）の値からAG（12）を引いた値が，HCO$_3^-$に相当

すると考えられます．常にNa, K, Cl, HCO_3^- の4つを一緒に考えると便利です．

1 NaもClも一緒に低下している状態

NaもClも一緒に低下している状態は，塩分が減少しているか，水が多いか2通りが考えられます．その際でもNa−ClからHCO_3^-の状態，すなわち酸塩基平衡異常を推測することが可能になります．

2 NaよりClの低下が著しい状態

NaよりClの低下が著しい場合を考えてみましょう．AGが基準値の12であるとすればNa 136 mEq/Lで，Cl 85 mEq/Lのときには，Na−Cl＝51，HCO_3^-は51−12＝39 mEq/Lと予測できます．これは，HCO_3^-の基準値24より明らかに増加していますので，代謝性アルカローシスが存在します．このように低クロール血症は，代謝性アルカローシスと深く関連しています．そのため，代謝性アルカローシスをCl反応性とCl抵抗性に分けて考えています

アニオンギャップが12のとき

136	85
4.0	39

※輸液シート26より

輸液シート26に含まれる計算式
HCO_3^-(mEq/L) ＝ Na(mEq/L) − Cl(mEq/L) − 12

第4部 クロライド

第4部 クロライド（Cl）

58. 低クロール血症の病態と治療法は？

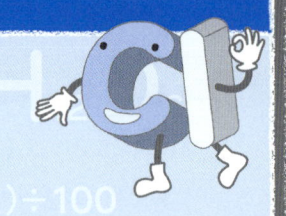

単純に塩分（NaとCl）が減少した際には、体液量の減少が考えられます。一方、Clの低下、増加の場合には、酸塩基平衡異常を常に考慮する必要があります。

低クロール血症が生じる病態は以下の2つがあります。

1 アニオンギャップ正常の低クロール血症

アニオンギャップが正常で、低クロール血症がある場合は、HCO_3^-が相対的に増加していることを示しています。すなわち、代謝性アルカローシスが存在します。

胃液の喪失（嘔吐、胃液吸引）などが原因としてあります。

この場合の治療は、生理食塩液（NaCl）を投与します。さらに、ClをNaより多めに投与すれば、より改善が早くなります。

肝不全用アミノ酸製剤のアミノレバン®は、Na 14 mEq/Lですが、Cl 94 mEq/Lであり、Cl濃度が80 mEq/Lも多く含まれていますので、有効な方法になります。

2 アニオンギャップ増大の低クロール血症

アニオンギャップが増大する代謝性アシドーシスでも低クロール血症が生じます。その際には、乳酸、アセト酢酸などの陰イオンが増加していることが推測されます。

この場合は、代謝性アシドーシスを改善する対策をとる必要があります。第6部-71を参照してください。

第4部　クロライド（Cl）

59. 高クロール血症の病態と治療法は？

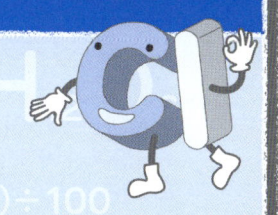

低クロール血症の場合と逆の原因が考えられます．

🚹アニオンギャップが正常の代謝性アシドーシス

尿細管性アシドーシス，消化管からの重炭酸イオンの喪失（下痢），高カロリー輸液によるアミノ酸製剤（アミノレバン®）などの投与が原因として考えられます．

それぞれの原因に対して，対策をとる必要があります．

🚹アニオンギャップが低下している場合

陽イオンの増加（リチウム中毒，IgG型骨髄腫）や，Cl^-，HCO_3^-以外の陰イオンが低値（低アルブミン血症，ブロム中毒）となる場合が考えられます．

リチウム中毒（躁うつ病で使用）ではリチウムを中止する．IgG骨髄腫では原疾患の治療が優先されます．血清アルブミンが1.0 g/dL低下すると，アニオンギャップは2.5 mEq/L低下します．これも原疾患の治療が必要になります．ブロムは市販の風邪薬などに含まれていますが，検査上Cl高値として検出されます．

演習問題 14

> 症　例：31歳の女性．四肢の脱力を訴えて受診．血圧 90/60 mmHg．TP 7.0 g/dL，Alb 4.0 g/dL，BUN 30 mg/dL，Cr 1.2 mg/dL，尿酸 13.0 mg/dL，Na 135 mEq/L，K 3.0 mEq/L，Cl 89 mEq/L

問題

❶ "Na － Cl" から酸塩基平衡はどのようになっていますか？

❷ 尿酸 13.0 mg/dL をどのように評価しますか？

❸ どのような病態を考えますか？

解答・解説

❶ "Na − Cl" から酸塩基平衡はどのようになっていますか？

Na − Cl = 135 − 89 = 46 になります．通常は36ですので増大しています．またアニオンギャップを基準値12として推測される HCO_3^- は，46 − 12 = 34になります．この基準値は24ですから，10増加しています．すなわち代謝性アルカローシスが存在することになります．予測される $PaCO_2$ = 34 + 15 = 49 Torr になります．Hendersonの式に当てはめると，H =（24 × 49）÷ 34 = 35，すなわち 80 − 35 = 45であり，pH = 7.45になると予測されます．

pH 7.45，呼吸機能が正常であれば PaO_2 100 Torr，$PaCO_2$ 49 Torr，HCO_3^- 34 mEq/L と予測できます． ⇒第4部-57，第6部-68，69参照

代謝性アルカローシスでは，細胞外液のKが細胞内に移動するために低カリウム血症になります．pHが7.4から0.1上昇すると，Kは，0.5〜0.6低下するとされています．この患者の場合は，わずか0.2〜0.3低下する予測ですが，血清K 3.0 mEq/Lとそれ以上の低カリウム血症が存在します．尿中K排泄量を測定する必要があります．

❷ 尿酸 13.0 mg/dL をどのように評価しますか？

尿酸 13.0 mg/dLは，明らかに上昇しています．原因としてループ利尿薬，サイアザイド利尿薬の使用が考えられます．これらを用いると細胞外液量が減少し高尿酸血症が生じます．

❸ どのような病態を考えますか？

この患者は，体重コントロールのために，ループ利尿薬を常用していましたが，本人は，使用を否定したために，尿でのループ利尿薬の存在を証明する必要がありました．さらに嘔吐をくり返していた可能性もあります．誤った美意識に基づくダイエットが原因でした．しかしこのような場合は，なかなか矯正できません．

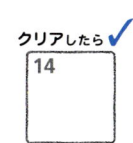

クリアしたら ✓
14

演習問題 15

> 症　例：46歳の女性．四肢の脱力を訴えて受診．血圧 90/60 mmHg．TP 8.3 g/dL, Alb 4.0 g/dL, BUN 12 mg/dL, Cr 0.7 mg/dL, 尿酸 5.5 mg/dL, Na 140 mEq/L, K 2.1 mEq/L, Cl 114 mEq/L, 血糖 100 mg/dL

問 題

❶ "Na − Cl" から酸塩基平衡はどのようになっていますか？

❷ どのような病態を考えますか？

❸ どのような検査を追加しますか？

解答・解説

❶ "Na − Cl" から酸塩基平衡はどのようになっていますか?

Na − Cl = 140 − 114 = 26 になります．通常は36ですので低下しています．またアニオンギャップの基準値12から推測される HCO_3^- は，26 − 12 = 14 になります．この基準値は24ですから，10減少しています．すなわち代謝性アシドーシスが存在することになります．予測される $PaCO_2$ = 14 + 15 = 29 Torr になります．Hendersonの式に当てはめると，H = (24 × 29) ÷ 14 = 50，すなわち 80 − 50 = 30 であり，pH = 7.30 になると予測されます．

pH 7.30，呼吸機能が正常であるとして PaO_2 100 Torr，$PaCO_2$ 29 Torr，HCO_3^- 14 mEq/L と予測できます．⇒第4部-57，第6部-68，69参照

❷ どのような病態を考えますか?

代謝性アシドーシスでは，細胞外液のKが細胞内に移動しないために通常は高カリウム血症になります．pHが7.4から0.1低下すると，Kは，0.5～0.6上昇するとされています．この患者の場合は，基準値4.0より0.5上昇し，血清K値は4.5 mEq/L程度になっていないといけませんが，実際には，血清K 2.1 mEq/Lと低カリウム血症が存在します．尿中K排泄量を測定する必要がありますが，おそらく大量に尿中に喪失している可能性があります．尿細管性アシドーシスが最も強く疑われます．

❸ どのような検査を追加しますか?

中高年女性であり，Sjögren症候群が考えられます．自己抗体として，抗核抗体，抗SS-A抗体，抗SS-B抗体，リウマトイド因子などをチェックし，さらには，唾液腺量，涙液量などをチェックする必要があります．

第5部　マグネシウム（Mg）

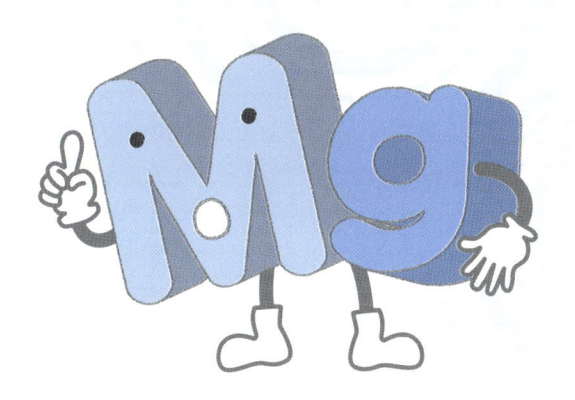

第5部 マグネシウム（Mg）

60. Mgバランスはどのようになっていますか？

1 Mgの役割

　Mgは原子量が24ですので，24 mgが1ミリモル（mmol）になります．また，2価イオンですので，24 mgが2 mEq（12 mgが1 mEq）に相当します．単位に少し戸惑うかもしれません．体内でNa, K, Caに次いで多い陽イオンです．しかも細胞内ではKイオンに次ぐ陽イオンであり，エネルギー産生，300種以上の酵素活性のコントロール，細胞膜機能，Caとの拮抗作用などを介して生命現象の基本的な役割を担っています．

2 Mgバランスの調節

　経口摂取したMgの20〜40％が小腸（約6 mmol＝144 mg）で吸収されます．また2 mmol＝48 mgが腸から分泌され吸収されなかったMgとともに便中に排泄されます．ただ，摂取量が多いと吸収率も高まりますが，通常は吸収と分泌の差4 mmol＝96 mgが体内に増加します．吸収されると全身の組織に拡散します．腎臓では，84 mmol＝2,016 mgが糸球体を通過しますが，尿細管で80 mmol＝1,920 mgが再吸収され，その差4 mmol＝96 mgが尿中に排泄されています．すなわち腎臓の扱う総量が大きいことから，尿中へ排泄を調節して体内のMg量を保つことになります．つまり腸管からの増加分が，尿中へ排泄されてバランスがとれるようになっています（図12）．血中の濃度は，1.8 mg/dL〜2.5 mg/dL（0.75〜1.04 mmol/L）というきわめて狭い範囲で調節されています．

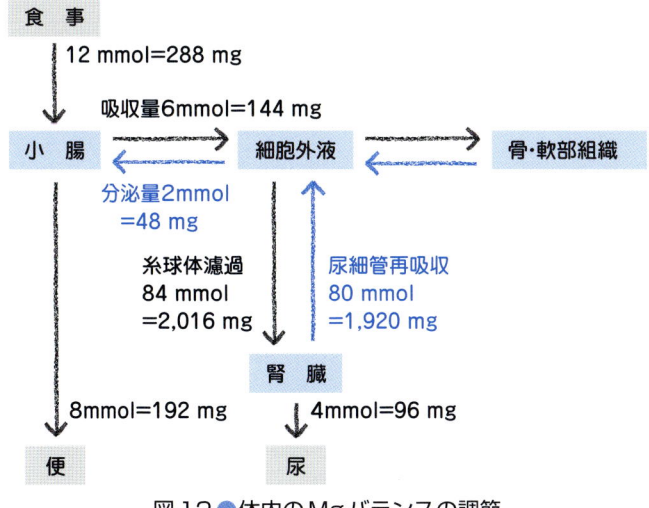

図12 ● 体内のMgバランスの調節

文　献

1) Swaminathan, R. : Magnesium metabolism and its disorders. Clin Biochem Rev, 24 : 47-66, 2003

第5部　マグネシウム（Mg）

61. Mgの体内分布と腎臓での排泄はどのようになっていますか？

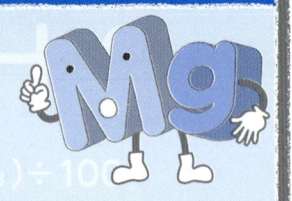

　健康成人では，およそ1,000 mmol＝2,400 mg＝24 gのMgを体内に有しています．

　53％（530 mmol）は骨組織に，27％（270 mmol）が筋肉組織に存在します．また19％（190 mmol）は，軟部組織にあり，赤血球内に0.5％（5 mmol），血清に0.3％（2.6 mmol）存在しています．成人の血中濃度は，0.75〜1.04 mmol/L（1.8 mg/dL〜2.5 mg/dL）になります．

　この血中Mg量の20％が蛋白（65％はアルブミン，残りはグロブリン）に結合しています．また65％がイオン化したものですが，残りの15％は，リン酸やクエン酸などの陰イオンと結合しています．すなわちイオン化Mg濃度は，0.49〜0.67 mmol/Lと非常に狭い範囲にあります（図13）．

　髄液中のMg濃度は，1.1 mmol/L（2.6 mg/dL）であり，血中と比べ高いレベルにあります．これは，積極的にMgが髄液中に輸送されていることを示しています．

　糸球体を濾過したMg（84 mmol/日）の15〜20％は近位尿細管で，65〜70％はヘンレループの上行脚で，残りの数％が遠位尿細管で再吸収されます．

　近位尿細管でのMg再吸収は，受動的な一方向であり，Na/H_2Oの再吸収と尿細管腔のMg濃度に依存しています．ヘンレループの上行脚でのMg再吸収は，Na-Cl-K輸送体が重要です．

```
体内Mg    |  骨組織   | 筋肉組織 | 軟部組織 | その他
の内訳    | （53％）  | （27％） | （19％） | （1％）

総Mg＝1,000 mmol＝2,400 mg＝24 g

その他    | 赤血球   | 血清
の内訳    | （50％） | （30％）

血清Mg    | イオン化Mg（65％）       | ＊陰イオン結合（15％）
の内訳    | 0.49〜0.67 mmol/L        | ＊＊蛋白（アルブミン）結合（13％）
          |                          | ＊＊＊蛋白（グロブリン）結合（7％）
```

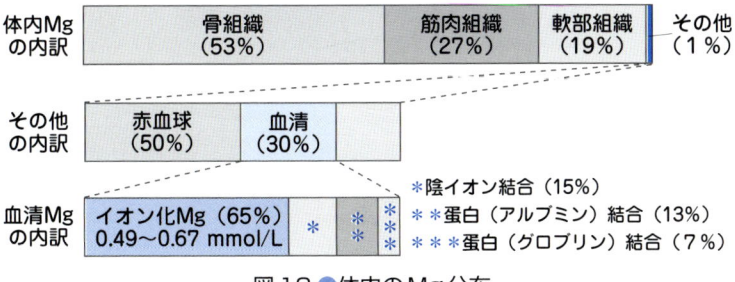

図13 ●体内のMg分布

尿中Mg排泄量を増加させる要因

1）血清Mg濃度の上昇
2）GFRの上昇
3）体液量の増加（ヘンレループの上行脚へのNaと水の増加によるMg再吸収低下）
4）低リン血症
5）高カルシウム血症
6）浸透圧利尿（マンニトール，ブドウ糖）
7）ループ利尿薬

文　献

1）Swaminathan, R. : Magnesium metabolism and its disorders. Clin Biochem Rev, 24 : 47-66, 2003

第5部 マグネシウム（Mg）

62. MgとKの関係はどうなっていますか？

　遠位尿細管から皮質集合管までで，上皮性Naチャネルが作動するとNaが尿細管から細胞内に再吸収されます．その流入したNaは，血管側に存在する3Na-2Kポンプで血管側の細胞外に汲み出されます．その際に細胞内に入ったKは，尿細管側にあるROMK（renal outer medullary K channel）によって尿細管に排泄されます．

　低マグネシウム血症では，尿中K排泄量が増加し，TTKGも上昇します．その状態にMgを補給すると，尿中K排泄量は減少し，TTKGも低下します．

1 MgとROMK

　細胞内に存在するMgは，ROMKと結合してROMKの働きを抑制するようにしています．低マグネシウム血症になり細胞内のMgが不足してくると，結果的にROMKの働きが促進され尿へのKの排泄量が増加します．そして低カリウム血症が生じます．

2 ROMKとK排泄

　ROMKが尿細管細胞の膜電位をコントロールしています．K分泌量が増加しますと細胞内の陽イオンが減少するために膜電位は過分極（hyperpolarization）になります．そうするとKの排泄量は減少します．

3 Mg欠乏と低カリウム血症

　Mgの欠乏だけで低カリウム血症が生じるのではなく，遠位尿細管に

達するNa量，アルドステロン濃度の上昇によっても影響を受けます．

4 低マグネシウム血症を疑うポイント

　　Mg欠乏症が原因で低カリウム血症が生じている病態に対して，Kをいくら補給しても低カリウム血症は改善しません．そのような意味で，低カリウム血症の原因の1つとして低マグネシウム血症を疑うことが重要になります．

文　献
1) Huang, C. L. & Kuo, E. : Mechanism of hypokalemia in magnesium deficiency. J Am Soc Nephrol, 18 : 2649-2652, 2007

第5部 マグネシウム（Mg）

63. 低マグネシウム血症の見つけ方は？

　血清Mg濃度が1.5 mg/dL以下を低マグネシウム血症と呼んでいます．低マグネシウム血症とMg欠乏症（全身のMg総量の不足）とは，ほぼ同じ意味で使用していますが，時に，Mg欠乏症があっても血清中のMgが低下していない場合もあります．低マグネシウム血症は，入院患者の7〜11％でみられることが報告されており，他の電解質異常と共存していることもあります．特に，低カリウム血症の40％，低リン血症の30％，低ナトリウム血症の23％，低カルシウム血症の22〜32％で低マグネシウム血症があるとされています．しかし，低マグネシウム血症に特異的な臨床症状がないことから検査で発見される患者は10％前後と低く，見逃されている可能性があります．

　低マグネシウム血症を見逃さないために，以下の状況をチェックします．

① **細胞内へのMgの移動**：飢餓状態で食事を再開した場合，代謝性アシドーシスの治療中，副甲状腺摘出後のhungry bone，カテコールアミン分泌状態（心臓外科，うっ血性心不全）

② **組織への沈着**：急性膵炎

③ **消化管からの吸収不全**：下痢や脂肪便をきたす疾患〔Crohn病，潰瘍性大腸炎，Coeliac disease，Whipple病，short bowel syndrome（短腸症候群）〕，low-fat（低脂肪）ダイエット

④ **先天性吸収障害**：低カルシウム血症，低アルブミン血症を伴うTRPM（transient receptor potential family of cation channels）6遺伝子異常

⑤ **Gitelman症候群あるいはBartter症候群の一部**

⑥ **薬剤性**：シスプラチン，アミノグリコシド系抗菌薬（トブラマイシン，アミカシン），抗結核薬（バイオマイシン，カプレオマイシン），シクロスポリン，テオフィリン，アドレナリン，β2刺激薬（サルブタモール），アムホテリシンB,
⑦ **PTH**：腸管からの吸収を増加させるが，血中（赤血球，単核球細胞内も）のMgは低下させる．副甲状腺機能亢進症では低マグネシウム血症になる．
⑧ **糖尿病**：浸透圧利尿と尿細管障害による尿中排泄量の増加
⑨ **アルコール中毒**：アルコール中毒患者の30％に存在

文　献
1) Swaminathan, R. : Magnesium metabolism and its disorders. Clin Biochem Rev, 24 : 47-66, 2003

第5部 マグネシウム（Mg）

64. 低マグネシウム血症の臨床症状は？

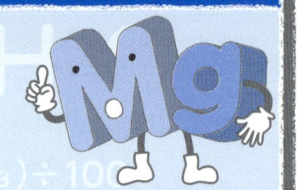

輸液シート 27　FE Mg（％）の計算

血清Mg値，尿中Mg値，血清Cr値，尿中Cr値がわかればFE Mgが計算できます．

血清Mg値（mg/dL）	(1.1)
尿中Mg値（mg/dL）	(6.4)
血清Cr値（mg/dL）	(0.8)
尿中Cr値（mg/dL）	(100)
FE Mg(％)	(7.3)

1 低マグネシウム血症の臨床症状

　低マグネシウム血症に特異的な臨床症状はないうえに血清Mg値が，0.5 mmol/L＝12 mg/L＝1.2 mg/dL以下にならないと以下のような臨床症状は出現しないために，発見が遅くなります．

① 電解質異常
　　低カリウム血症，低カルシウム血症
② 神経症状
　　下肢の痙攣（こむら返り），筋肉痙攣，てんかん発作，筋脱力，振戦，眩暈，眼振，うつ，精神障害，舞踏病様の動作

③ 心血管系症状

　　心房性頻脈，心房細動，心室性期外収縮，torsade de pointes，ジゴキシン中毒
④ 偏頭痛，気管支喘息，慢性疲労症候群，運動機能低下
⑤ Mg欠乏症の合併症

　　耐糖能異常，動脈硬化，高血圧，心筋梗塞，骨粗しょう症

2 低マグネシウム血症の原因の考え方

　　尿中Mg排泄は成人では約4 mmol/日ですが，血清Mg値が0.5 mmol/L（1.2 mg/dL）以下にもかかわらず，尿中排泄が1.0 mmol/日（24 mg/尿量15 dL＝尿中濃度1.6 mg/dL）以上であれば，腎臓からの喪失が原因になります．一方，尿中排泄が0.5 mmol/日（12 mg/尿量15 dL＝尿中濃度0.8 mg/dL）未満であれば，Mg欠乏症（吸収低下も含め全身の貯蔵量の減少）と診断します．

　　また，別の方法としてFE Mgを計算して3％以上であれば，腎からの過剰排泄と判断する方法があります（**輸液シート27**）．ただし，血清Mgは，約30％が蛋白と結合しているため糸球体を濾過しませんので，血清Mg値に0.7を掛けた値を血中濃度として使用します．

輸液シート27に含まれる計算式
FE Mg(％)＝100×尿中Mg値(mg/dL)×血清Cr値(mg/dL)÷
　　　　　　〔0.7×血清Mg値(mg/dL)×尿中Cr値(mg/dL)〕

文　献

1) Fawcett, W. J., et al. : Magnesium: physiology and pharmacology. Br J Anaesth, 83 : 302-320, 1999

第5部 マグネシウム（Mg）

65. 低マグネシウム血症の治療法は？

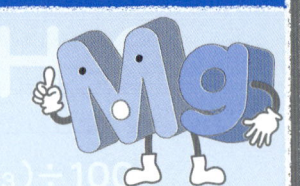

1 Mg製剤の種類

① 酸化マグネシウム（MgO：分子量は24＋16＝40）

40 mg中にMgが24 mg（1 mmol）含まれています．すなわち，酸化マグネシウム200 mg～400 mg中には，120 mg（5 mmol）～240 mg（10 mmol）のMgが存在しています．酸化マグネシウムは緩下剤としても使用しています．

② 硫酸マグネシウム（$MgSO_4・7H_2O$：分子量は246）

246 mg中に24 mg（1 mmol）（総量の10分の1）存在します．すなわち，1,000 mg（1.0 g）の硫酸マグネシウムには，4 mmolのMgが含まれています．Mgイオンは2価ですので，8 mEqに相当し，mgでは4×24＝96 mgになります．

③ 静脈注射用のマグネゾール®

20 mL中には，2.0 gの硫酸マグネシウム（Mgで8 mmol＝16 mEq＝192 mg）が含まれています．リンゲル液（乳酸リンゲル液ならラクテック®など）にはCaが含まれていますが，CaはMgの働きを妨げるため，硫酸マグネシウムを希釈するには生理食塩液を使用します．

2 Mg製剤による治療法

① 緊急時（低マグネシウム血症があり，不整脈や痙攣発作を伴うとき：子癇でも有用）

マグネゾール®1～2アンプル（Mgで8～16 mmol）を5分以上かけて静注します．その後，40 mmol（マグネゾール®5アンプ

ル）＋生理食塩液 250 mL または 500 mL を 5 時間で点滴静注します．

② **低マグネシウム血症で他の電解質異常を伴っているとき**

マグネゾール®6アンプル（Mgで48 mmol）を生理食塩液に混ぜ24時間で投与します．翌2～5日間は，1日当たりマグネゾール®2～3アンプル（Mgで16～24 mmol）を生理食塩液に混ぜ投与します．

③ **軽　症**

経口投与でMg 15 mmolを投与します．酸化マグネシウムで600 mg/日，マグネゾールで2アンプルに相当します．

文　献

1) Fawcett, W. J., et al. : Magnesium: physiology and pharmacology. Br J Anaesth, 83 : 302-320, 1999

第5部 マグネシウム（Mg）

66. 高マグネシウム血症の見つけ方は？

血清Mg濃度が4.8 mg/dL以上を高マグネシウム血症と呼んでいます．高マグネシウム血症の発症頻度は，入院患者の5.7〜9.3％とされています．これまでの記録としては，33週の新生児で18 mmol/L＝432 mg/L＝43.2 mg/dL，死海の水を飲んでいた78歳女性の13.4 mmol/L＝322 mg/L＝32.2 mg/dLがあります．

1 高マグネシウム血症の原因

高マグネシウム血症の原因として以下のようなものがあります．

① **過剰摂取**（原因の75％を占める）

緩下剤，制酸剤，経静脈栄養

② **分布の異常**

アシドーシス

③ **腎不全**

急性腎不全，横紋筋融解，慢性腎不全（腹膜透析，血液透析）

④ **薬剤性，その他**

リチウム（高カルシウム血症も合併），家族性低Ca尿症性高カルシウム血症，甲状腺機能低下症，Addison病，ミルクアルカリ症候群，うつ

2 高マグネシウム血症の臨床症状

血清Mg値が2.0 mmol/L＝48 mg/L＝4.8 mg/dL以上にならないと臨床症状はほとんど出ません．

臨床症状としては以下のようなものがあります．

① 神経筋症状

意識の混乱（5.0 mg/dL 以上），だるさ，呼吸抑制（12 mg/dL 以上），腱反射低下（5.0 mg/dL を超える）あるいは消失（8.0 mg/dL 以上），麻痺性イレウス，膀胱麻痺，筋脱力，四肢麻痺

② 心血管系症状

低血圧，徐脈，伝導障害（7.2 mg/dL 以上），心ブロック（16.8 mg/dL 以上），心停止

③ その他

吐き気，嘔吐

文　献

1) Swaminathan, R. : Magnesium metabolism and its disorders. Clin Biochem Rev, 24 : 47-66, 2003

第5部　マグネシウム（Mg）

67. 高マグネシウム血症の治療法は？

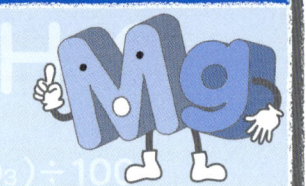

　高マグネシウム血症が生じる原因のほとんどは，腎臓でのMg排泄が低下した状態で，Mg製剤を服用している場合です．薬剤の投与中止によって徐々に低下します．

　しかし，臨床症状が出現している5.0 mg/dL以上の際には，Mgを低下させると同時に，Mgの拮抗薬であるCa製剤を投与する必要があります．

　この場合，グルコン酸カルシウム（Ca量として100～150 mg程度）を5～10分間でゆっくり静脈内投与します．

　カルチコール®注射液8.5％ 10 mLは，グルコン酸カルシウム水和物850 mg，カルシウムとして78.5 mg含んでいますので，20 mL程度を使用するとよいでしょう．

　グルコース・インスリン療法は，一般的に高カリウム血症の治療として使用しますが，高マグネシウム血症でMgを細胞内に移動させることもできます．

　もし腎不全があれば，体内のMgを除去するために，血液透析や腹膜透析を行います．この方法だと急激に血清Mg値は低下します．

文　献

1) Swaminathan, R. : Magnesium metabolism and its disorders. Clin Biochem Rev, 24 : 47-66, 2003

演習問題 16

症　例：68歳の男性．3年前から逆流性食道炎があり，オメプラール®（20 mg/日）を内服中であった．下肢の筋肉痙攣が持続するため受診した．
血圧 100/60 mmHg, 脈拍 68/分.
TP 7.5 g/dL, Alb 4.0 g/dL, BUN 20 mg/dL, Cr 0.9 mg/dL, 尿酸 4.4 mg/dL, Na 142 mEq/L, K 4.0 mEq/L, Cl 99 mEq/L, Ca 7.0 mg/dL, iP 5.0 mg/dL

問 題

❶低カルシウム血症の原因検索のために必要な検査として何を行いますか？

❷血清Mg値は 1.2 mg/dLでした．どのように対応しますか？

第5部　マグネシウム

解答・解説

❶ 低カルシウム血症の原因検索のために必要な検査として何を行いますか？

　低カルシウム血症があり，血清リン値がやや上昇しており，PTHが低下している可能性がありますので，PTHを測定する必要があります．結果は，4.0 pmol/Lでした．基準値は，1.7〜7.3 pmol/Lですが，この数字は，血清Ca値が基準値内にある場合に変動する範囲です．低カルシウム血症が存在する場合には，PTHの範囲が10〜100倍まで増加するはずです．すなわち本症例ではPTHの分泌が抑制されていることになります．

❷ 血清Mg値は1.2 mg/dLでした．どのように対応しますか？

　逆流性食道炎の治療法として，プロトンポンプ阻害薬が一般的に使用されていますが，長期使用により低カルシウム血症と低マグネシウム血症を発症することが最近報告されています．対応としては，プロトンポンプ阻害薬を中止し，経口Mg製剤の投与により改善します．血中のMgが正常化するにつれて低下していたPTHが徐々に上昇し正常化します．しかし，さらにMgを投与すると再び徐々に低下します．低マグネシウム血症が持続すると副甲状腺機能が低下し，結果として低カルシウム血症が生じることがわかりました．血中Mgが正常化してから尿中Mg排泄量が増加します．一方，塩化マグネシウムを用いた動物実験では，Mg値を1.7〜2.0 mg/dLまで上昇させるとPTHが抑制されることも示されています．PTHは，高マグネシウム血症でも低マグネシウム血症でも抑制される非常にユニークな反応をすることがわかりました．

　プロトンポンプ阻害薬は小腸のMgの能動輸送を阻害する可能性があります．この現象が患者の体質によって規定されるのか，投与患者全員に当てはまるのか不明な点がありますが，長期プロトンポンプ阻害薬使用者では，体内の総Mg量を減少させ，重症の低マグネシウム血症合併症を生じる危険がありますのでときどき，血清Ca値と血清Mg値を測定しましょう．

文　献

1) Epstein, M., et al. : Proton-Pump Inhibitors and hypomagnesemic hypoparathyroidism. N Engl J Med, 355 : 1834-1836, 2006
2) Cundy, T. & Dissanayake, A. : Severe hypomagnesaemia in long-term users of proton-pump inhibitors. Clin Endocrinol, 69 : 338-341, 2008
3) Massry, S. G., et al. : Evidence for suppression of parathyroid gland activity by hypermagnesemia. J Clin Invest, 49 : 1619-1629, 1970

演習問題 17

症　例：28歳の男性．四肢のしびれ感と筋脱力があり受診．1年前から症状が出現していたが，2カ月前から突発的な吐き気，動悸，発汗が出現し，1カ月前に精神科でパニック障害と診断されている．症状が改善しないため受診した．

血圧 100/60 mmHg，脈拍 68/分．
TP 7.9 g/dL, Alb 4.3 g/dL, BUN 11 mg/dL, Cr 0.8 mg/dL, 尿酸 4.4 mg/dL, Na 142 mEq/L, K 2.6 mEq/L, Cl 99 mEq/L, Ca 9.8 mg/dL, iP 3.2 mg/dL, Mg 1.4 mg/dL

尿検査
Na 60 mEq/L, K 12 mEq/L, Cl 60 mEq/L, Cr 100 mg/dL, Mg 10 mg/dL

問 題

❶ どのような酸塩基平衡異常がありますか？

❷ 低マグネシウム血症の原因は摂取不足でしょうか，それとも腎からの喪失でしょうか？

❸ どのような疾患が考えられますか？

解答・解説

❶ どのような酸塩基平衡異常がありますか？

ここで血中 Na 142 mEq/L, K 2.6 mEq/L, Cl 99 mEq/L, に注目しましょう．

Na − Cl = 142 − 99 = 43 になります．アニオンギャップが正常（12）であるとすれば，通常は，36 になるはずです．それより 7 多いということは，HCO_3^- が 7 増加していることを示唆しています．すなわち代謝性アルカローシスが生じています．

⇒第 4 部 -57 参照

❷ 低マグネシウム血症の原因は摂取不足でしょうか，それとも腎からの喪失でしょうか？

FE Mg を計算してみましょう．

FE Mg（％）の計算

血清 Mg 値（mg/dL）	1.4
尿中 Mg 値（mg/dL）	10
血清 Cr 値（mg/dL）	0.8
尿中 Cr 値（mg/dL）	100
FE Mg（％）	8.2

※輸液シート 27 より

8.2％になりました．3.0％以上では，腎臓からの排泄増加が示唆されます．

⇒第 5 部 -64 参照

❸ どのような疾患が考えられますか？

Bartter 症候群あるいは Gitelman 症候群が考えられますが，年齢などと低マグネシウム血症を考慮すると Gitelman 症候群が最も考えられます．最終的には，遺伝子異常を検索する必要があります．

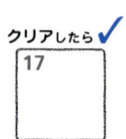

演習問題 18

症　例：68歳の男性．30歳からIgA腎症で治療を受けていたが，徐々に進行してCKD stage 3である．1週間前から上気道炎後に食欲が低下していた．2日前から意識レベルが低下し，見当識障害が出現したため家族に付き添われて受診した．内服薬としては，高血圧に対してアンジオテンシン受容体拮抗薬，カルシウム拮抗薬，そのほかに便秘があり下剤を服用している．

身長 165 cm, 体重 62 kg, 血圧 100/70 mmHg, 脈拍 50/分, 意識：傾眠傾向，下肢の振動覚とアキレス腱反射の低下があった．

TP 7.5 g/dL, Alb 4.0 g/dL, BUN 40 mg/dL, Cr 4.6 mg/dL, 尿酸 7.0 mg/dL, Na 128 mEq/L, K 5.7 mEq/L, Cl 101 mEq/L, Ca 8.5 mg/dL, iP 5.3 mg/dL, 血糖値 120 mg/dL

頭部CT，MRI検査で特に異常を認めない．

問 題

❶ 傾眠傾向，見当識障害の原因としてAIUEOTIPSのなかで何が最も考えられますか？

❷ 追加の検査で，Mg 7.2 mg/dLが判明しました．原因は何でしょうか？

❸ どのような治療を行いますか？

解答・解説

❶ 傾眠傾向, 見当識障害の原因としてAIUEOTIPSのなかで何が最も考えられますか？

意識障害患者の原因を考える際には，AIUEOTIPSで覚えていると便利です．

A：alcohol（アルコール）
I：insulin（インスリン）
U：uremia（尿毒症）
E：encephalopathy（脳症），endocrinology（内分泌），electrolytes（電解質）
O：opiate（麻薬），O_2・CO_2（酸素・二酸化炭素）
T：trauma（外傷）
I：infection（感染症）
P：psychogenic（精神的），porphyria（ポルフィリア）
S：seizure（てんかん），shock（ショック），stroke/SAH（脳出血・脳梗塞，くも膜下出血）

この患者では，他の項目を除外していくとEが残ります．encephalopathy（脳症），endocrinology（内分泌），electrolytes（電解質）の可能性が高いことから，いろいろな検査を行います．ヘルペス脳炎なども考慮する必要がありますが，頭部CT，MRI検査で特に異常を認めないことから否定的です．記載された電解質以外の項目で可能性があるのは，Mgになります．すぐにMgを測定する必要があります．

❷ 追加の検査で，Mg 7.2 mg/dLが判明しました．原因は何でしょうか？

追加の検査で，Mg 7.2 mg/dLが判明しました．高マグネシウム血症が存在することがわかりました．

低血圧 100/70 mmHg，脈拍 50/分とやや徐脈，傾眠傾向，下肢の振動覚とアキレス腱反射の低下などは，高マグネシウム血症による臨床症状に当てはまります．慢性腎不全により腎からの排泄量が低下しているところへの，便秘症に対する緩下剤の内服がMg貯留の最大の原因になります．酸化マグネシウム 200 mg〜400 mg中には，120 mg（5 mmol）〜240 mg（10 mmol）のMgが存在しています．1日の尿への排泄量は，4

mmolですので腎機能が低下した慢性腎不全患者では，体内に蓄積しやすくなります．
⇒第5部-66参照

❸どのような治療を行いますか？

　ループ利尿薬は，尿中への Mg 排泄量を増加させますので，K を含まない1号維持液（生理食塩液＋5％ブドウ糖液に相当）を投与しながら，ループ利尿薬を使用します．また，Mg の拮抗薬であるグルコン酸カルシウム（Ca 量として 100〜150 mg 程度）を 5〜10 分間でゆっくり静脈内投与します．しかし，すでに腎不全が存在していますので，それらの効果が弱いときには，血液透析を行います．体内の蓄積量が多いと，血中濃度は正常化しても再び上昇することもあり，経時的なチェックが必要になります．
⇒第5部-67参照

第6部　酸塩基平衡異常

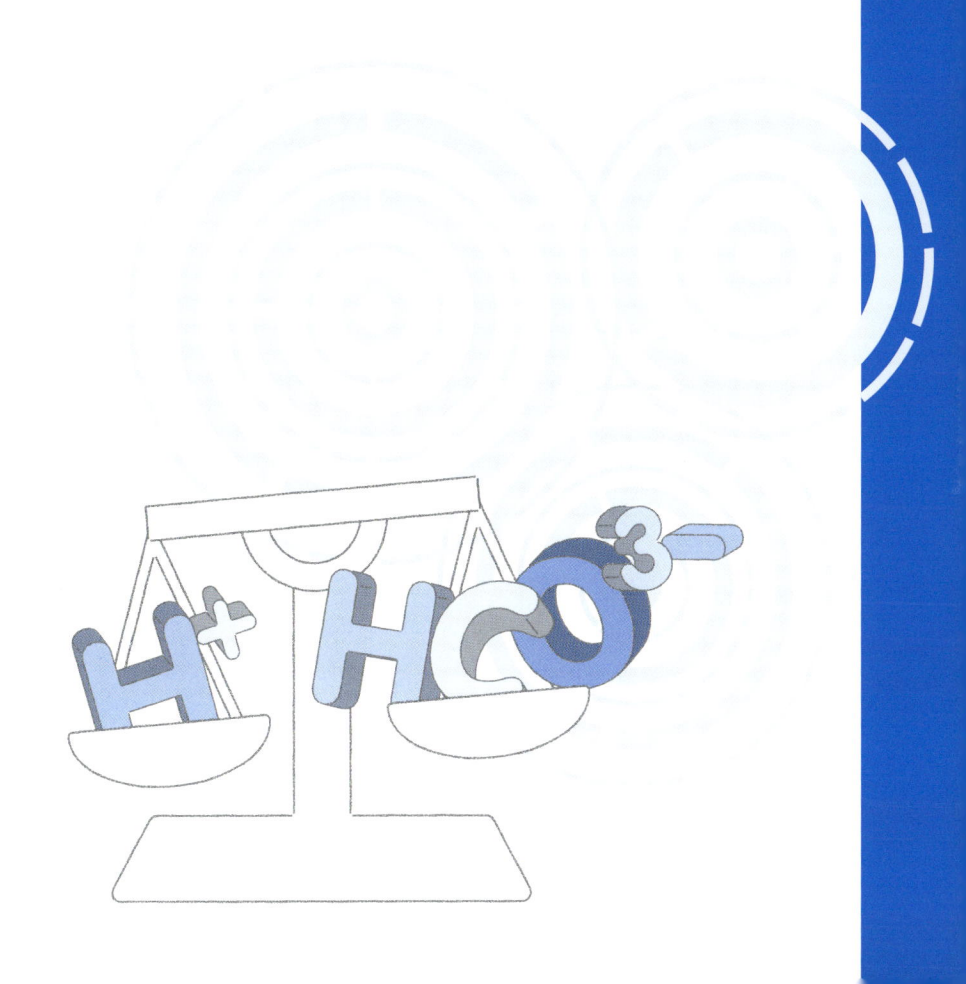

第6部　酸塩基平衡異常

68. 酸塩基平衡の超簡単な理解法とは？

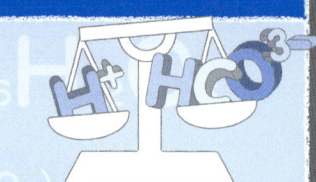

　酸塩基平衡と聞くと難しいと思ってしまう方も多いかもしれませんが，以下のように整理することで，実は超簡単に理解できることがわかると思います．

ステップ①：$H^+ = (24 \times PaCO_2) \div HCO_3^-$ です．

ステップ②：pHが7.20〜7.50の範囲では，「pHの小数点以下の数字とH^+の和は80になります」．すなわち，①の式でH^+濃度がわかると，pHは，7.(80 − H^+) で求められます．

ステップ③：pHをみて，7.40より小さければ，アシデミア，大きければアルカレミアと判断します．

ステップ④：$PaCO_2$とHCO_3^-の値から，呼吸性，代謝性，アシドーシス，アルカローシスを決定します．

ステップ⑤：アニオンギャップ［$Na − (Cl + HCO_3^-)$］を計算します．

ステップ⑥：代償機構が正常に作動しているかどうかを判断します．

ステップ⑦：臨床症状，経過，検査結果から原因と病態を推定します．

　第6部では酸塩基平衡のエッセンスを解説しますが，より詳しく知りたい方は本書の姉妹書である「酸塩基平衡、水・電解質が好きになる」をご覧ください．

第6部　酸塩基平衡異常

69. 代謝性アシドーシス，アルカローシスでの代償の評価はどうしたらよいですか？

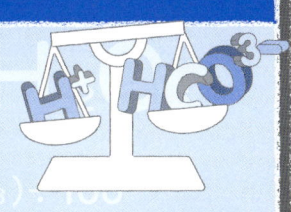

Let's Try

輸液シート 28　代謝性アシドーシス，アルカローシスでの呼吸性代償の評価

実測 HCO_3^-，実測 $PaCO_2$，実測 pH がわかれば，以下の数値が計算できます．

実測 HCO_3^- (mEq/L)	(24)
実測 $PaCO_2$ (Torr)	(45)
実測 pH	(7.35)
予測 $PaCO_2$ (Torr)	(39)
予測 pH	(7.41)

誤差範囲：0.02 程度

判　定：
実測 $PaCO_2$ ＝予測 $PaCO_2$ ⇒ 正常の代償（代謝性異常のみ）
実測 $PaCO_2$ ＞予測 $PaCO_2$ ⇒ 呼吸性アシドーシスが追加
実測 $PaCO_2$ ＜予測 $PaCO_2$ ⇒ 呼吸性アルカローシスが追加

代謝性とは，最初に「HCO_3^- の減少」が起こったことを意味し，以下の2つが原因として考えられます．

①尿細管での HCO_3^- の再吸収が障害されている場合は，尿細管性アシドーシスになります．また下痢で腸管へ HCO_3^- が喪失している場合もあります．

②一方，余分な酸が発生，あるいは投与されて「HCO_3^- が消費され減少」することもあります．

①では，アニオンギャップは正常範囲内（12±2）ですが，②では増大しています．

代謝性アシドーシス，すなわち「HCO_3^- の減少」が起こると，そのままではアシデミアが持続しますので，呼吸性に代償するメカニズムが働きます．

代償の式としては，$\Delta PaCO_2 = 1.0 \sim 1.2 \times \Delta HCO_3^-$ という式が有名です．

このままでは使いにくいので $\Delta PaCO_2 = 1.0 \times \Delta HCO_3^-$ を用いて変形してみます．

$\Delta PaCO_2 =$（40－実測 $PaCO_2$）$= 1.0 \times \Delta HCO_3^- =$（25－実測 HCO_3^-）になります．

この場合には，HCO_3^- の基準値を24ではなく，25という数字を使用します．

両辺を整理すると，**実測 $PaCO_2$ ＝実測 HCO_3^- ＋15** になります．

すなわち，代謝性アシドーシスでもアルカローシスでも，実測 HCO_3^- に15を加えたものが，実測 $PaCO_2$ の値になっていれば，ほぼ呼吸性代償は正常範囲であることがわかります．さらに，実測 $PaCO_2$ が，ほぼpHの小数点以下に一致した値になります．

輸液シート28に含まれる計算式

予測 $PaCO_2$(Torr) ＝実測 HCO_3^-(mEq/L) ＋15

予測 pH ＝ 7 ＋（80 －24 × 予測 $PaCO_2$(Torr) ÷実測 HCO_3^-(mEq/L)）÷100

文　献

1)「酸塩基平衡，水・電解質が好きになる」（今井裕一 著），pp.34 – 38，羊土社，2007

第6部 酸塩基平衡異常

70. 呼吸性アシドーシス,アルカローシスでの代償の評価はどうしたらよいですか?

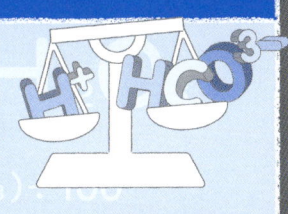

Let's Try

輸液シート29 呼吸性アシドーシス,アルカローシスの代謝性代償

各々実測 pH,実測 $PaCO_2$,実測 HCO_3^- がわかれば,以下の数値が計算でき,病態を予測できます.

	急性呼吸性アシドーシス	慢性呼吸性アシドーシス	急性呼吸性アルカローシス	慢性呼吸性アルカローシス
実測 pH	(7.30)	(7.30)	(7.53)	(7.53)
実測 $PaCO_2$(Torr)	(55)	(55)	(25)	(25)
実測 HCO_3^-(mEq/L)	(27)	(27)	(23)	(23)
予測 HCO_3^-(mEq/L)	(27)	(30)	(22)	(18)
予測 pH	(7.30)	(7.36)	(7.53)	(7.46)

判 定:
① pH<7.40はアシドーシスに,pH>7.40はアルカローシスにpHを入力.
② 実測 $PaCO_2$,実測 HCO_3^- を入力する.
③ 予測 HCO_3^- が近い方を選択すると急性か慢性か判断できる(上の例では,それぞれ急性呼吸性アシドーシス,急性呼吸性アルカローシスと考える).
④ 実測 HCO_3^- > 予測 HCO_3^- であれば,代謝性アルカローシスが加わっている.
⑤ 実測 HCO_3^- < 予測 HCO_3^- であれば,代謝性アシドーシスが加わっている.

　　呼吸性変化に対しては,腎臓の尿細管での HCO_3^- の再吸収によって代償します.その代償は,時間的余裕が影響し急性より慢性で大きな係数になります.さらに急性でも慢性でも,アルカローシスに対しては,尿細管での HCO_3^- の再吸収量を少なくするだけですから簡単に反応できます.すなわちアルカローシスの方で係数が大きくなります.係

数は，急性呼吸性アシドーシスで0.1，急性呼吸性アルカローシスで0.2，慢性呼吸性アシドーシスで0.35，慢性呼吸性アルカローシスで0.5になります．

急性呼吸性アシドーシス　　$HCO_3^- = 0.1 \times PaCO_2 + 21$
急性呼吸性アルカローシス　$HCO_3^- = 0.2 \times PaCO_2 + 17$
慢性呼吸性アシドーシス　　$HCO_3^- = 0.35 \times PaCO_2 + 11$
慢性呼吸性アルカローシス　$HCO_3^- = 0.5 \times PaCO_2 + 5$

以上のようになります．実測pH，$PaCO_2$，HCO_3^- を**輸液シート29**に入力すると予測HCO_3^-が得られます．急性か慢性かの判断のためにアシドーシスのなかで，あるいはアルカローシスのなかで実測HCO_3^-が近い方を選択します．

慢性呼吸性アシドーシスの状態があり，それに急性呼吸性アシドーシスが加わるとさらに複雑になります．表はアシドーシスを中央左側，アルカローシスを中央右側に並びかえています．

輸液シート29に含まれる計算式

急性呼吸性アシドーシス：予測HCO_3^-(mEq/L) = 0.1×実測$PaCO_2$(Torr) + 21
慢性呼吸性アシドーシス：予測HCO_3^-(mEq/L) = 0.35×実測$PaCO_2$(Torr) + 11
急性呼吸性アルカローシス：予測HCO_3^-(mEq/L) = 0.2×実測$PaCO_2$(Torr) + 17
慢性呼吸性アルカローシス：予測HCO_3^-(mEq/L) = 0.5×実測$PaCO_2$(Torr) + 5
　　　　　　　　　　　予測pH = 7 + (80 − 24×実測$PaCO_2$(Torr) ÷ 予測HCO_3^-(mEq/L)) ÷ 100

文　献

1)「酸塩基平衡，水・電解質が好きになる」(今井裕一 著), pp.34-38, 羊土社, 2007

第6部　酸塩基平衡異常

71. 乳酸アシドーシスの原因と治療法は？

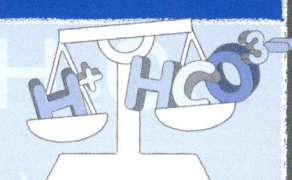

　アニオンギャップが増大する代謝性アシドーシスで糖尿病（糖尿病性ケトアシドーシス），腎不全（尿毒症性アシドーシス）がない場合には，乳酸アシドーシスが考えられます．乳酸アシドーシスは2つのタイプに分類されています．

　A型：心不全，呼吸不全，重症貧血，敗血症，出血，低血圧，一酸化炭素中毒などのように急性の低酸素血症によって生じるものです．

　B型：A型のような低酸素血症がなく，先天性糖代謝異常あるいは乳酸代謝異常，糖尿病，ビタミンB1欠乏，肝疾患，薬剤（フェンホルミン，スタブジン）や中毒（シアン，サリチル酸，エチレングリコール，メチルアルコール），悪性腫瘍などによって生じるものです．

　日常臨床では，A型とB型の混在する場合も多くみられます．

1 解糖系のおさらい

　解糖系をおさらいしてみましょう（図14）．
　細胞内に取り込まれたブドウ糖（グルコース）は，グルコース6-リン酸（glucose 6-phosphate：G6P）になります．さらにグルコース

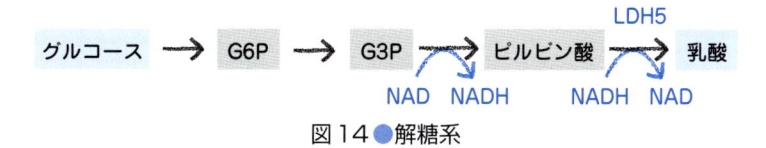

グルコース → G6P → G3P → ピルビン酸 →(LDH5) 乳酸
　　　　　　　　　　　　NAD　NADH　　NADH　NAD

図14●解糖系

3-リン酸（glucose 3-phosphate：G3P）に変換され，そこにニコチンアミドアデニンジヌクレオチド（nicotinamide adenine dinucleotide：NAD＋）が反応してNADHになるときに，ピルビン酸（pyruvate）が作られます．さらにピルビン酸は，乳酸脱水素酵素-5（lactate dehydrogenase：LDH5）が作用するときにNADHをNAD＋に変換しながら乳酸を作ります．

2 乳酸アシドーシスの原因と治療

乳酸が増加する理由は3つあります．

① 乳酸/ピルビン酸の比が正常の場合：ブドウ糖を静脈内投与したとき，エピネフリン投与したとき，呼吸性，代謝性アルカローシスのときなどで単純にピルビン酸の産生が増加した結果生じるときなどで起こります．ただし血中乳酸値は，5 mmol/Lを越えません．

② NADH/NAD比が増加した場合：結果として乳酸/ピルビン酸の比が著明に上昇します．

③ ピルビン酸産生の増加とNADH/NAD比が増加した場合：重症の乳酸アシドーシスの主要な原因になります．

通常の乳酸アシドーシスの治療は，原因となる病態を改善することが重要です．アルカリ製剤の投与については，pHが7.10未満では，それ自体が循環動態を悪化させますので，重曹を投与してもよいですが，正常値まで回復させる量を投与する必要はありません．

乳酸には，構造的にL型（左巻き）とD型（右巻き）があります．ヒトでは，L型が主体です．それは，LDHが，L型を作用の対象にしているためです．もし，L型とD型をヒトに投与すると，L型の代謝速度が亢進しているためにD型より半減期が短いことが知られています．もし，腸管内でD型乳酸産生細菌が増殖するとD型乳酸アシドーシスが生じます．

原因不明のアニオンギャップ増大の代謝性アシドーシスの場合で，筋脱力，アタキシア，言語障害，意識混濁がみられ乳酸を測定しても基準値内でしたら，D型乳酸アシドーシスも考慮しましょう．その場合は，D型LDHを使用した乳酸の測定が必要になります．blind loop（盲

係蹄）症候群あるいはshort bowel（短腸）症候群で生じやすいことが知られています．その場合の治療法としては，消化管から吸収されにくい抗菌薬を使用し，腸内正常細菌叢に戻すことです．

3 乳酸の新たな役割

① 乳酸は，LHD1の作用によってピルビン酸に変換され，逆にLDH5によってピルビン酸から産生されます．

② アストロサイト内では，LDH5が作用し，ピルビン酸から乳酸が産生され，神経細胞に輸送されます．輸送された乳酸は，LDH1によってピルビン酸に変換され，エネルギー代謝の材料になります．

③ 神経細胞から放出されたグルタミン酸（GABA：トランスミッター）は，アストロサイトに再吸収され，グルタミンに変換されて，再び神経細胞に輸送されます．輸送されたグルタミンは，神経細胞内でグルタミン酸に変換されます．

④ 乳酸は，線維芽細胞に作用して，直接的にコラーゲン遺伝子プロモーターを活性化し，さらにプローリンをハイドロオキシプローリンに変換しコラーゲンの合成を活性化します．ADP-リボシル化（ribosylation）がこの反応を抑制します．

⑤ 高濃度の乳酸は，乳酸＋NADをピルビン酸＋NADHの方向に移動させます．

⑥ 乳酸は，マクロファージに作用して血管内皮増殖因子（vascular endothelial growth factor：VEGF）を産生させ，血管新生に働きます．

⑦ 乳酸は，組織損傷の修復として機能しています．

これまでは，乳酸を悪玉のように扱ってきていましたが，効率の良いエネルギー代謝の中間体，また組織の修復という善玉の面も解明されてきています．

文　献

1) Gladden, L. B. : Lactate metabolism: a new paradigm for the third millennium. J Physiol, 558 : 5-30, 2004

第6部 酸塩基平衡異常

72. エチレングリコール中毒の病態は？

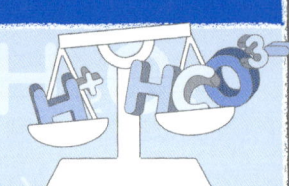

1 エチレングリコール中毒の病態

　　エチレングリコール中毒もアニオンギャップ増大の代謝性アシドーシスをきたします．エチレングリコールは，芳香があり甘い味がする物質でペンキやプラスティックの溶剤として使用されています．また自動車の不凍液の主成分として頻用されています．アメリカでのエチレングリコール中毒の頻度は，1997年には4,800件（うち死亡者は21名），1998年には6,000件（死亡者は21名）となっています．多くは，アルコール中毒患者が，誤って飲んでしまう場合です．

　　致死量は，1.0〜1.5 mg/kg体重とされていますが，服用して直ちに胃と小腸で吸収されます．その後，肝臓のアルコール脱水素酵素によって代謝され，代謝産物であるグリコアルデヒド（glycoaldehyde），グリコール酸（glycolate），グリオキシル酸（glyoxylate）を経て蓚酸が産生されます．その過程で，NADHが大量に産生されるためにピルビン酸から乳酸が大量に産生されて乳酸アシドーシスも合併します（第6部-71 図14参照）．グリオキシル酸が浸透圧ギャップの大きな要因になります．浸透圧ギャップとは，実測値と予想される浸透圧（$2 \times Na + 血糖 \div 18 + BUN \div 2.8$）の差になります．通常は，両者はほぼ一致する値になりますが，浸透圧ギャップが増大していることは，測定できない物質が血中にあるいは尿中に存在していることを示唆します．

　　エチレングリコール中毒の臨床像は3期に分けられています．

　1期：中枢神経系の障害：うつ状態，アタキシア，言語障害，stupor（昏迷），昏睡，痙攣発作などが起こります．12時間くらい持続

します．
- **2期：心不全，呼吸不全**：過呼吸，頻脈，心室性ギャロップリズム，チアノーゼ，軽度の高血圧が起こります．肺水腫も生じます．
- **3期：乏尿，無尿性急性腎不全**：意識のある患者では，側腹部痛を訴えます．腎機能は次第に回復しますが，完全に戻るまでには数カ月を要します．特に細胞障害は，蓚酸の組織沈着によります．蓚酸カルシウム結石，あるいは結晶が尿中に出現します．

診断のこつは，
① 重症のアニオンギャップ増大の代謝性アシドーシスがあり，
② 浸透圧ギャップが 10 mOsm/L 以上存在し，
③ 尿中に蓚酸カルシウム結晶がみられる場合です．

2 エチレングリコール中毒の治療

　治療としては，アルコール脱水素酵素の抑制薬であるフォメピゾール（アンチゾール®）を 15 mg/kg 体重で使用し，その後，12時間ごとに維持量として 10 mg/kg 体重を2日間投与します．その後は，15 mg/kg 体重を12時間ごとに投与します．フォメピゾールが手に入らない場合は，エタノールを5％ブドウ糖で10％濃度にした溶液 8～10 mL/kg 体重を約30分で点滴します．その後，維持量として1時間あたり 1.4～2.0 mL/kg 体重を投与します．

　さらに代謝産物を除去するために持続血液透析を行います．間歇的な血液透析では，リバウンド現象がありますので持続血液濾過療法（CHDF）がよいでしょう．代謝性アシドーシスに対しては尿のpHを 7.0以上に保つように，50～100 mEq/L の重曹溶液を投与します．

文　献
1) Scalley, R. D., et al. : Treatment of ethylen glycol poisoning. Am Fam Physician, 66 : 807-812, 2002

第6部 酸塩基平衡異常

73. メチルアルコール中毒の病態は？

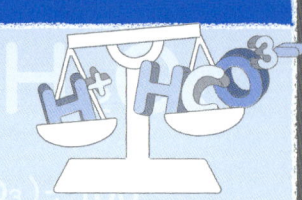

1 メチルアルコール中毒の病態

　メチルアルコール（メタノール）中毒でもアニオンギャップ増大の代謝性アシドーシスが生じます．メタノールは，概観，味についてもエチルアルコール（エタノール）と全く区別はつきません．アルコールランプ用，車洗浄用，不凍液，コピー機の溶液用として使用されています．致死量は100％メタノールで30 mLとされていますが，実際には，500 mLの服用でも救命される症例もある一方で，10％濃度を15 mL服用で死亡する症例もあります．メタノール自体は，服用1〜2時間でピーク値になりますが，毒性はほとんどありません．25％は肺で代謝されますが，3〜5％は未変化のまま尿から排泄されます．ほとんどは，肝臓のアルコール脱水素酵素（alcohol dehydrogenase）によってホルムアルデヒドと蟻酸に分解されます．蟻酸は葉酸依存性に二酸化炭素と水に分解されます．この代謝産物のホルムアルデヒドと蟻酸が毒性の主体で，8時間から30時間障害が持続します．

① 神経症状：頭痛，精神錯乱，めまい，だるさが主体です．エタノール中毒と異なり多幸感はありません．治療が遅れるとParkinson病が残ります．

② 眼症状：メチルアルコールでは，眼（メ）がやられます．blurred vision（まぶしい目），失明，光を避ける，雪原にいる感覚を約半数の患者が訴えます．瞳孔は散大し，視野は狭窄し網膜浮腫，結膜充血がみられます．蟻酸による代謝性アシドーシスの程度と相関があります．

③ 腹部症状：急性膵炎に由来する腹痛があります．唾液腺由来の高ア

ミラーゼ血症も起こります．

2 メチルアルコール中毒の治療

　　治療としては，服用2時間以内では，胃洗浄によって吸収されるメタノール量を低下させることができますが，それ以降では，すでに吸収されていますので意味はありません．エチレングリコール中毒と同様にエタノールを投与するとアルコール脱水素酵素を競合的に拮抗してメタノールの代謝を抑制しますので服用早期であれば有効です．フォメピゾール（アンチゾール®）も有効です．葉酸（ロイコボリン®）の静脈内投与によって，蟻酸の代謝を促進します．また，重曹を投与しpHを7.20以上にします．最終的には，血液透析がメタノールも蟻酸も除去できますので有用です．腹膜透析より血液透析の方が8倍以上効率が良いことも知られています．

3 その他の注意

　　外国人労働者が，十分なコミュニケーションができずにメタノールを誤って購入し，服用する場合もみられます．また，キャンプ場で発症し，誤って服用したのか，事件なのか不明な場合もあります．状況によっては事件として警察に通報する必要がある場合もありますので注意しましょう．

第6部 酸塩基平衡異常

74. アスピリン中毒の病態は？

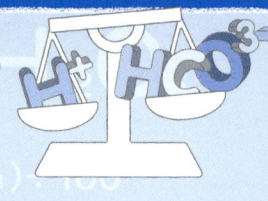

1 アスピリン中毒の病態

　　アスピリン（サリチル酸）は最も頻用されている鎮痛解熱薬です．アスピリン中毒は，誤飲事故（小児）あるいは成人では自殺企図で発生します．代謝されると乳酸や他の有機酸が生じます．これが，アニオンギャップ増大の代謝性アシドーシスを引き起こします．一方で，サリチル酸自体が，呼吸中枢を刺激するために過呼吸となり呼吸性アルカローシスも起こります．それにより例えば，HCO_3^- が12以下で，$PaCO_2$ も 20 Torr 未満という混合型になります．

2 アスピリン中毒の治療

　　治療法としては，動脈血のpHを上昇させ，尿をアルカリ化します．そうすると中枢神経系に蓄積しているサリチル酸が減少し，尿細管での吸入も低下し尿中排泄量も増加し症状は改善します．

　　ただし，血中濃度が 80 mg/dL 以上の重症例では，血液透析が必要になることもあります．

　　サリチル酸メチルの成人経口致死量は約 500 mg/kg 体重とされています．アスピリン 500 mg 錠を 50 錠以上服用すると大きな影響が出る可能性もあります．

演習問題 19

> **症　例**：66歳の男性．慢性腎炎を指摘されていたが放置していた．数日前から全身倦怠感，食欲不振，呼吸困難が出現し受診した．
> 身長168 cm，体重66 kg，血圧170/100 mmHg．脈拍70/分．胸部聴診では湿性ラ音と喘鳴を聴取．両下腿に浮腫がある．
> TP 6.8 g/dL，Alb 4.4 g/dL，Na 130 mEq/L，K 6.2 mEq/L，Cl 95 mEq/L，BUN 130 mg/dL，Cr 8.6 mg/dL，血糖値120 mg/dL，pH 7.26，PaO_2 80 Torr，$PaCO_2$ 36 Torr，HCO_3^- 16 mEq/L

問　題

❶ 酸塩基平衡をどのように評価しますか？

❷ 原因は何でしょうか？

❸ $A-aDO_2$ はいくらでしょうか？

解答・解説

❶酸塩基平衡をどのように評価しますか？

pHは，7.40より低いので，アシデミアの状態です．$PaCO_2$ 36 Torr（基準値40），HCO_3^- 16 mEq/L（基準値24 or 25）ですのでどちらとも低下しています．つまり代謝性アシドーシスになります．代謝性アシドーシスがありますので，アニオンギャップ（AG）を計算します．$AG = Na - (Cl + HCO_3^-) = 130 - (95 + 16) = 19$になります．基準値は$12 \pm 2$ですので，アニオンギャップが増大しています．すなわち，酸性物質が蓄積している状態です．

次に，呼吸性代償が十分に行われているかを評価します．代謝性アシドーシスでは，$HCO_3^- + 15 = PaCO_2$になっていれば，代償機構が正常に作動していることになります．実際に計算してみると，$16 + 15 = 31$になりますので，本来は$PaCO_2$が31 Torrに低下するまで換気量が増加するはずです．しかし実際には，36 Torrまでしか低下していないことから，換気障害もあります．すなわち呼吸性アシドーシスも合併していることになります．

以上より，代謝性アシドーシス＋呼吸性アシドーシスと判断します．

⇒第4部-57，第6部-69，70参照

❷原因は何でしょうか？

代謝性アシドーシスの原因としては，BUNが130 mg/dLと基準値60 mg/dLより大きな値ですので，尿毒症性アシドーシスになります．

❸A-aDO₂はいくらでしょうか？

$A\text{-}aDO_2$（＊）＝肺胞酸素分圧－実測動脈血酸素分圧＝$150 - (PaCO_2 \div$ 呼吸商$= 0.8) - PaO_2 = 150 - (1.25 \times PaCO_2) - PaO_2$（room airの場合）$= 150 - (1.25 \times 36) - 80 = 25$になります．基準値は，若年者では5～15mmHg，高齢者では10～20mmHgになっていますので，$A\text{-}aDO_2$は増大しています．すなわち，肺水腫をきたしている危険があります．治療法としては，血液透析によってBUNなどの尿毒症物質を除去し，さらに除水を行うことで肺水腫を取り除くと症状は軽快すると思われます．

＊「酸塩基平衡、水・電解質が好きになる」p.44参照

演習問題 20

> **症　例**：45歳の女性．顔面紅斑，関節痛があり受診．身長160 cm，体重 55 kg，血圧 140/80 mmHg．脈拍 70/分．両下腿に浮腫がある．
> 尿検査：尿蛋白 3＋，潜血反応 3＋，1日尿蛋白 3.5 g/日
> TP 3.6 g/dL，Alb 1.7 g/dL，Na 141 mEq/L，K 3.9 mEq/L，Cl 105 mEq/L，BUN 17 mg/dL，Cr 0.85 mg/dL，血糖値 110 mg/dL，pH 7.50，PaO_2 85 Torr，$PaCO_2$ 37 Torr，HCO_3^- 28 mEq/L

問　題

❶酸塩基平衡をどのように評価しますか？

❷アニオンギャップはいくらになりますか？　補正アニオンギャップはいくらになりますか？

❸補正後の予測 HCO_3^- はいくらになりますか？

❹補正後の酸塩基平衡はどのようになりますか？

解答・解説

❶酸塩基平衡をどのように評価しますか？

pHは，7.50で7.40より高いので，アルカレミアの状態です．HCO_3^- 28 mEq/L（基準値 24 or 25）ですので増加しています．また$PaCO_2$が低下しています．一方 HCO_3^- 28 mEq/Lと上昇していることから代謝性アルカローシスになります．さらに呼吸性代償が正常であれば，$PaCO_2 = HCO_3^- + 15 = 28 + 15 = 43$ になるはずです．実際は，37であり，呼吸性アルカローシスもあります．すなわち，代謝性アルカローシス＋呼吸性アルカローシスになります．

⇒第6部-69参照

❷アニオンギャップはいくらになりますか？ 補正アニオンギャップはいくらになりますか？

Na 141 mEq/L，K 3.9 mEq/L，Cl 105 mEq/L，アニオンギャップ＝$Na - (Cl + HCO_3^-) = 141 - (105 + 28) = 8$ になります．ここで本症例ではAlbが大きく低下していることに注目します．Albは陰性に荷電していますので，Alb値が大幅に低下すると酸塩基平衡に影響します．Albが基準値4.4 g/dLから1.0 g/dL低下すると，アニオンギャップは約2.5 mEq/L低下します．Alb低下を示すネフローゼ症候群，肝不全では，補正が必要になります．

補正アニオンギャップ＝測定アニオンギャップ＋$2.5 × (4.4 - Alb) = 8 + 2.5 × (4.4 - 1.7)$．すなわち $8 + 6.8 = 14.8$になります．

❸補正後の予測HCO_3^-はいくらになりますか？

補正後の予測HCO_3^-＝実測HCO_3^-＋アニオンギャップの変化分＝実測HCO_3^-＋（補正アニオンギャップ－12）＝$28 + (14.8 - 12) = 30.8$ mEq/Lになっていると予測できます．

❹補正後の酸塩基平衡はどのようになりますか？

Hイオン＝$[24 × PaCO_2] ÷ HCO_3^- = (24 × 37) ÷ 30.8 = 28.8$ nmol/L

$80 - 28.8 = 51$なのでpH 7.51になるはずです．すなわち補正を行うと以下のようになると予想されます．

pH 7.51，PaO_2 85 Torr，$PaCO_2$ 37 Torr，HCO_3^- 30.8 mEq/L

補正後も代謝性アルカローシス＋呼吸性アルカローシスとの判断は変わりませんが，低アルブミン血症ではわずかではありますが，補正が必要であることに注意しましょう．

演習問題 21

症　例：58歳の男性．糖尿病のために経口糖尿病薬で治療されていた．2日前から腹痛があり，自宅で休んでいたが，朝5時にトイレで倒れているところを発見され救急車で搬送された．
身長 167 cm（外来診療録），体重 67 kg（外来診療録での最近のデータ）
血圧 90/50 mmHg，脈拍 90/分，意識状態　痛覚刺激で開眼する程度．

TP 6.8 g/dL，Alb 4.3 g/dL，Na 135 mEq/L，K 5.8 mEq/L，Cl 94 mEq/L，BUN 30 mg/dL，Cr 1.3 mg/dL，血糖値 230 mg/dL，pH 7.15，PaO_2 78 Torr，$PaCO_2$ 36 Torr，HCO_3^- 11 mEq/L

問　題

❶ 酸塩基平衡をどのように評価しますか？

❷ 原因は何でしょうか？

❸ $A-aDO_2$ はいくらでしょうか？

解答・解説

❶ 酸塩基平衡をどのように評価しますか？

pHは，7.40より低いので，アシデミアの状態です．$PaCO_2$ 36 Torr（基準値40），HCO_3^- 11 mEq/L（基準値 24 or 25）ですのでどちらとも低下しており，代謝性アシドーシスになります．代謝性アシドーシスがありますので，アニオンギャップ（AG）を計算します．AG＝Na－（Cl＋HCO_3^-）＝135－（94＋11）＝30になります．基準値は12±2ですので，アニオンギャップが増大しています．すなわち，酸性物質が蓄積している状態です．

次に，呼吸性代償が十分に行われているかを評価します．代謝性アシドーシスでは，HCO_3^-＋15＝$PaCO_2$になっていれば，代償機構が正常に作動していることになります．実際に計算してみると，11＋15＝26になりますので，予測より大きい$PaCO_2$になります．すなわち，代謝性アシドーシス＋呼吸性アシドーシスになります．

⇒第4部-57，第6部-69参照

❷ 原因は何でしょうか？

代謝性アシドーシスの原因としては，まず糖尿病性ケトアシドーシス，尿毒症性アシドーシスがあるかをチェックします．血糖値が500 mg/dL以上で，血中尿中ケトン体が存在する場合に診断ができます．この患者の場合は，血糖値230 mg/dLであり，糖尿病性ケトアシドーシスは否定されます．また，BUNも30 mg/dLであり，60 mg/dL未満であり尿毒症性アシドーシスも否定されます．以上より乳酸アシドーシスが最も疑われます．最近では，緊急検査で乳酸を簡単に測定できるようになりましたので，乳酸アシドーシスの診断が容易になりました．

この患者の場合は，血圧90/50 mmHgと低下しています．また，意識障害も出現しています．ショック状態による乳酸アシドーシスの可能性があります．

ショック状態に陥っている原因検索が重要ですが，低カルシウム血症，高アミラーゼ血症があり，急性膵炎によるものでした． ⇒第6部-71参照

❸ $A-aDO_2$はいくらでしょうか？

$A-aDO_2$＝肺胞酸素分圧－実測動脈血酸素分圧＝150－（$PaCO_2$÷呼吸

商＝0.8）－PaO_2＝150－（1.25×$PaCO_2$）－PaO_2（room airの場合）＝150－（1.25×36）－78＝27になります．基準値は，若年者では5〜15mmHg，高齢者では10〜20mmHgになっていますので，A–aDO_2は明らかに増大しています．すなわち，拡散障害，換気血流分布の異常，肺水腫などをきたしている危険がありますが，ショックによる肺水腫が最も可能性が高いと考えられます．

演習問題 22

症　例：34歳の女性．めまいと2日間の嘔吐を訴えて救急搬送された．患者は6年間，近くのクリニックで月，水，金曜日コースの維持血液透析を受けていた．先週，子供が上気道炎に罹患し看病のために金曜日の透析を受けなかった．土曜日から嘔吐があり，月曜日の朝に救急搬送された．座位で脈拍92/分，立位で122/分，血圧98/66 mmHg，立位で70/42 mmHgであった．

検査：BUN 65 mg/dL，Cr 13 mg/dL，
Na 139 mEq/L，K 4.5 mEq/L，Cl 85 mEq/L，
pH 7.40，PaO_2 100 Torr，$PaCO_2$ 40 Torr，HCO_3^- 25 mEq/L

問　題

❶酸塩基平衡をどのように評価しますか？

❷どのように治療したらよいでしょうか？

解答・解説

❶ 酸塩基平衡をどのように評価しますか？

 pHは，7.40で正常の状態です．$PaCO_2$ 40 Torrで基準値40です．HCO_3^- 25 mEq/Lで基準値 24 or 25と同じ値です．すなわち酸塩基平衡の異常は一見なさそうです．

 しかし，アニオンギャップ（AG）＝ $Na - Cl - HCO_3^-$ ＝ 139 － 85 － 25 ＝ 29になります．すなわちアニオンギャップは基準値12±2より増大していますから，アニオンギャップ増大性の代謝性アシドーシスが存在することになります．

 ここで，今一度Na 139 mEq/L，K 4.5 mEq/L，Cl 85 mEq/Lから，$Na - Cl$ を計算してみましょう．

 $Na - Cl$ ＝アニオンギャップ＋ HCO_3^- になります．この患者の場合は，$Na - Cl$ ＝ 139 － 85 ＝ 54になります．もし，アニオンギャップ増大性の代謝性アシドーシスが存在せずに，アニオンギャップが基準値の12と仮定した場合に，HCO_3^- ＝ $Na - Cl - AG$ ＝ 54 － 12 ＝ 42になります．すなわち，もともと HCO_3^- が42存在したはずのものが，アニオンギャップ増大の代謝性アシドーシスによって HCO_3^- が中和され（使用され）一見正常の25になってしまったのです．すなわち，代謝性アシドーシスと代謝性アルカローシスの混在ということになります．

 別の考え方をすると，補正 HCO_3^- ＝実測 HCO_3^- ＋ ΔAG ＝実測 HCO_3^- ＋（29 － 12）＝ 25 ＋ 17 ＝ 42になります．

⇒第4部-57，第6部-70参照

❷ どのように治療したらよいでしょうか？

 代謝性アシドーシスの原因としては，血液透析を1回行わなかったことによる尿毒症物質の蓄積によるものが考えられます．すなわち尿毒症性アシドーシスによりアニオンギャップ増大の代謝性アシドーシスが発症したのです．

 代謝性アルカローシスの原因としては，嘔吐による，H，Clの体内からの喪失に起因します．そのことによって有効循環血漿量が低下し，HCO_3^- の排泄が低下し，代謝性アルカローシスが持続することになっています．

座位で脈拍92/分，立位で122/分，座位で血圧98/66 mmHg，立位で70/42 mmHgであったことは，tiltテストが陽性であることを示しています（陽性判定：心拍数30/分以上増加，血圧20mmHg低下）．

　対処法としては，代謝性アルカローシスに対しては，細胞外液量を増加させるために生理食塩液を投与します．さらに，代謝性アシドーシスに対しては，尿毒症物質を除去するために血液透析を行います．そして体重を平常時の体重（ドライウエイト）までなるように輸液を行います．

　一見すると，酸塩基平衡に全く異常がないようにみえても，代謝性アシドーシスとアルカローシスが共存する病態もあるのです．

⇒第1部-9参照

第7部　輸液の実際

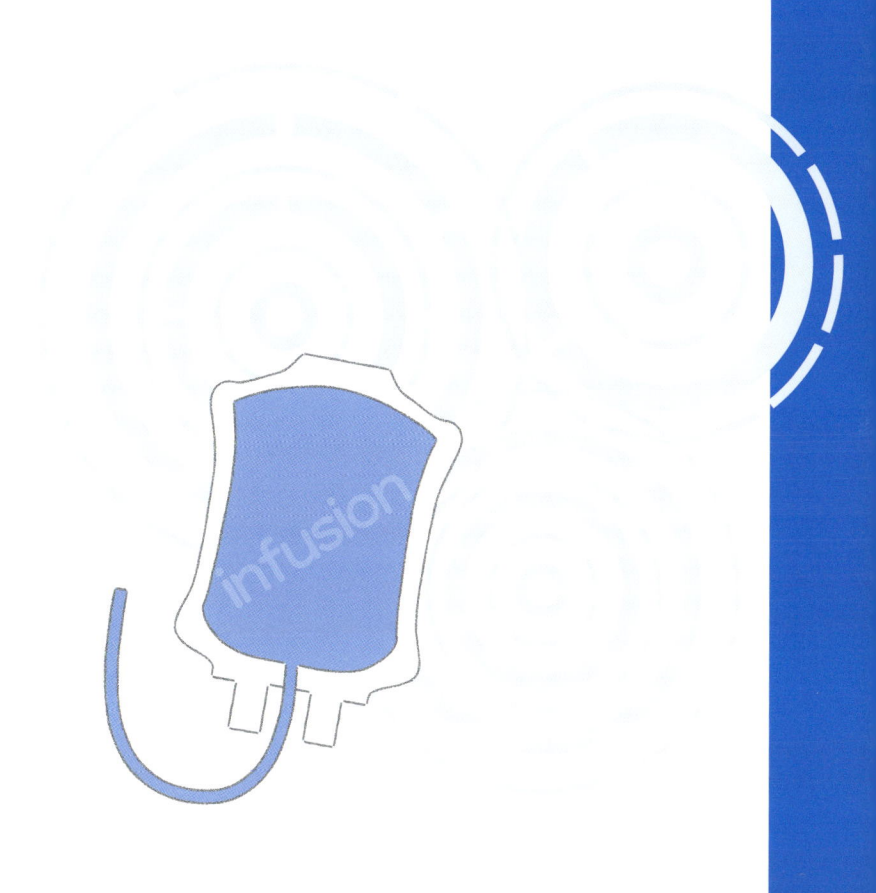

第7部　輸液の実際

75. 輸液に関する到達目標を教えてください

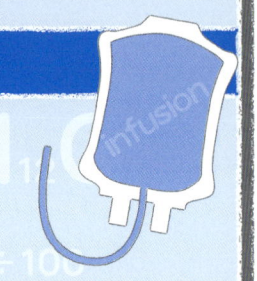

筆者の考える輸液に関して重要な到達目標を以下に示します．
① 不足の水分量，電解質量を把握して1日の投与量を設定できる．
② 細胞外液量を増加させたいとき，電解質溶液を使用できる．
③ 細胞内に水を供給したいとき，5％ブドウ糖液を使用できる．
④ 低張電解質溶液が手元にないときには，電解質溶液と5％ブドウ糖液によって低張電解質溶液を作成できる．
⑤ 低張電解質の意義（1日に1Lあるいは2Lを継続して投与したときに有意義であること）を説明できる．
⑥ 低張電解質を尿量の有無（腎障害の有無）によって使い分けることができる．

多数の維持液がある日本の状況が，国際的にみてもユニークなのです．多くの国では，電解質溶液と5％ブドウ糖液によって自分で作成しています．逆にこれができれば，特別に低張電解質溶液の必要性は感じないわけです．自作できることをめざす姿勢が大切です．これが表の論理（本道）です．

一方で，時間の効率化や施設の状況に合わせるため現在ある多数の輸液製剤（電解質溶液，ブドウ糖液，維持液）を上手に使用する方法（裏道）も習得しておく必要があります．

いずれの方法でも，①水分を1日でどれくらい投与するのか，②電解質を1日でどれくらい投与するのか，という基本的立場は一緒です．

従来，輸液が難しい印象があったのは，本道だけが強調されてきたからです．日本の現状に合わせた多様な使い方が呈示されていないために，自己流，その施設の流儀などが一般化し，理論体系が希薄だったのです．今回は，皆さんと一緒にその壁を乗り越えてみましょう．

第7部 輸液の実際

76. 輸液製剤の種類は？

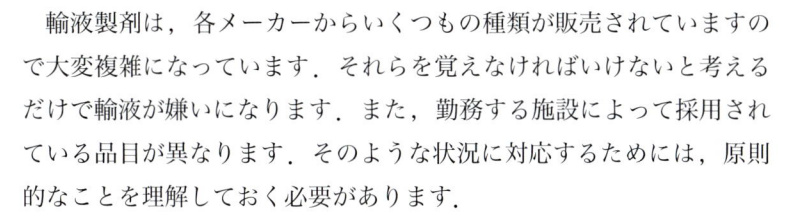

　輸液製剤は，各メーカーからいくつもの種類が販売されていますので大変複雑になっています．それらを覚えなければいけないと考えるだけで輸液が嫌いになります．また，勤務する施設によって採用されている品目が異なります．そのような状況に対応するためには，原則的なことを理解しておく必要があります．

　輸液製剤は3つに大別されます．
　①電解質だけで血漿浸透圧とほぼ等しい値に調整した溶液（表17），
　②ブドウ糖だけで血漿浸透圧とほぼ等しい値に調整した溶液（表18），
　③電解質とブドウ糖を混ぜて血漿浸透圧とほぼ等しい値に調整した溶液（表19）
の3種類になります．

1 電解質だけで血漿浸透圧とほぼ等しい値に調整した溶液

1）生理食塩液

　生理食塩液（製品名は生理食塩水ではありません）は0.9％の食塩液でNa^+，Cl^-ともに154 mEq/Lの濃度になっています．完全に電離すると仮定すれば，浸透圧は308 mOs/Lになります．この溶液は，投与されると細胞外に分布しますので，細胞外液を増加させる必要がある場合（体液量減少：volume depletion）で使用します．

2）Ringer液（リンゲル液）

　筋細胞，皮膚細胞に対して適切な濃度（Na 147 mEq/L，Cl 156 mEq/L，K 4.0 mEq/L，Ca 4.5 mEq/L）を含有した溶液です．

3）Hartmann液（ハルトマン液）

　生理食塩液やリンゲル液を1〜2Lと大量に使用すると血中のHCO_3^-は希釈されて値が小さくなります．そのことは代謝性アシドーシスになることを意味しています．これを希釈性代謝性アシドーシスと呼んでいます．そこで，HCO_3^-の原材料である乳酸（肝臓で代謝されHCO_3^-になる）あるいは酢酸（筋肉と肝臓で代謝されてHCO_3^-になる）を追加することで代謝性アシドーシスを改善する工夫がなされました．ラクテック®注（大塚）（Na 130 mEq/L，Cl 109 mEq/L，K 4.0 mEq/L，Ca 3.0 mEq/L，乳酸 28 mEq/L），ソルラクト®（テルモ）（Na 131 mEq/L，Cl 110 mEq/L，K 4.0 mEq/L，Ca 3.0 mEq/L，乳酸 28 mEq/L），フィジオ®140（大塚）（Na 140 mEq/L，Cl 115 mEq/L，K 4.0 mEq/L，Ca 3.0 mEq/L，Mg 2 mg/dL，酢酸 25 mEq/L，ブドウ糖 10g/L）などがあります（表17）．

2 ブドウ糖だけで血漿浸透圧とほぼ等しい値に調整した溶液

● 5％ブドウ糖液

　溶液の浸透圧は278 mOsm/Lになります．細胞内・血漿浸透圧よりやや低くなっていますので水は細胞内に移動します．さらに細胞内で

表17 ● 輸液製剤（電解質溶液）の種類と組成

電解質溶液	Na (mEq/L)	K (mEq/L)	Cl (mEq/L)	Ca (mEq/L)	乳酸 (mEq/L)	酢酸 (mEq/L)	Mg (mEq/L)	ブドウ糖 (g/L)
生理食塩液	154	0	154	0				
リンゲル液	147	4	156	4.5	0			
ハルトマン液								
ラクテック注®（大塚）	130	4	109	3	28			
ソルラクト®（テルモ）	131	4	110	3	28			
フィジオ®140（大塚）	140	4	115	3	0	25	2	10

表18 ● 輸液製剤（ブドウ糖溶液）の種類と組成

ブドウ糖溶液	Na (mEq/L)	K (mEq/L)	Cl (mEq/L)	Ca (mEq/L)	乳酸 (mEq/L)	酢酸 (mEq/L)	Mg (mEq/L)	ブドウ糖 (g/L)
5％ブドウ糖液	0	0	0	0	0	0	0	50

ブドウ糖が代謝されると水が作られます．細胞内に水を供給したいとき，すなわち細胞内脱水（dehydration）で使用します（表18）．

3 低張電解質溶液：維持液に相当します．

1）1号液

　生理食塩液あるいはハルトマン液（電解質溶液）を5％ブドウ糖液で2/3から1/2に希釈したものが当てはまります．Kが含まれていないので原因不明で腎不全の有無がわからない場合の輸液として使用されます．そのために「開始液」という表現がとられています．KN 1（大塚）(Na 77 mEq/L，Cl 77 mEq/L，ブドウ糖 25 g/L)，ソリタ®T1（味の素）(Na 90 mEq/L，Cl 70 mEq/L，乳酸 26 mEq/L，ブドウ糖 26 g/L) などがあります．

2）2号液

　Na，Clについては1号液とほぼ同じですが，Kが20〜30 mEq/L，HPO_4^{2-}，乳酸，Mg^{2+}も含まれています．尿量が確保されている場合には，60 mEq/24時間＝2.5 mEq/時間の尿中K排泄量になりますので，尿喪失分を補充する必要があります．細胞内成分であるK，P，Mgを含んだ溶液になります．KN 2（大塚）(Na 60 mEq/L，Cl 49 mEq/L，ブドウ糖 23.5 g/L，K 25 mEq/L，P 6.5 mEq/L，乳酸 25 mEq/L)，ソリタ®T2（味の素）(Na 84 mEq/L，Cl 66 mEq/L，ブドウ糖 32 g/L，K 20 mEq/L，P 10 mEq/L，乳酸 20 mEq/L) などがあります．

3）3号液

　生理食塩液あるいはハルトマン液（電解質溶液）を5％ブドウ糖液で1/3（1：2）に希釈したものに相当します．おおよそ，1日尿量が2Lのときに，尿から喪失するNa，Cl，K量とほぼ同じ濃度に設定されています．すなわち，Na 30〜60 mEq/L，Cl 35〜50 mEq/L，K 10〜35 mEq/Lになっています．尿量が確保されている状況で，細かく悩む必要がなく選択できるので「維持液」という表現がとられています．KN 3（大塚）(Na 50 mEq/L，Cl 50 mEq/L，ブドウ糖 27 g/L，K 20 mEq/L，P 0 mEq/L，乳酸 20 mEq/L)，ソリタ®T3（味の素），ソルデム®3A（テルモ）(Na 35 mEq/L，Cl 35 mEq/L，ブドウ

糖 43 g/L，K 20 mEq/L，P 0 mEq/L，乳酸 20 mEq/L），EL-3（味の素）(Na 40 mEq/L，Cl 40 mEq/L，ブドウ糖 50 g/L，K 35 mEq/L，P 8 mEq/L，乳酸 20 mEq/L）などがあります．

4）4号液

生理食塩液あるいはハルトマン液（電解質溶液）を5％ブドウ糖液で1/4（1：3）に希釈したものに相当します．原則的には，Kが含まれていません．腎機能の低下した高齢者や，乳幼児で使用されます．また，術後早期の患者に使用することが多いことから「術後回復液」とも呼ばれています．KN 4（大塚）(Na 30 mEq/L，Cl 20 mEq/L，ブドウ糖 40 g/L，K 0 mEq/L，P 0 mEq/L，乳酸 10 mEq/L），ソリタ®

表19●輸液製剤（低張電解質溶液）の種類と組成

低張電解質溶液	Na (mEq/L)	K (mEq/L)	Cl (mEq/L)	Ca (mEq/L)	乳酸 (mEq/L)	酢酸 (mEq/L)	P (mEq/L)	Mg (mEq/L)	ブドウ糖 (g/L)
1号液									
KN 1（大塚）	77	0	77	0	0	0	0	0	25
ソリタ®T1（味の素）	90	0	70	0	26	0	0	0	26
2号液									
KN 2（大塚）	60	25	49	0	25	0	6.5	2	23.5
ソリタ®T2（味の素）	84	20	66	0	20	0	10	0	32
3号液									
KN 3（大塚）	50	20	50	0	20	0	0	0	27
ソリタ®T3（味の素）、ソルデム®3A（テルモ）	35	20	35	0	20	0	0	0	43
EL-3（味の素）	40	35	40	0	20	0	8	0	50
ヴィーン® 3G（日研）	45	17	37	0	0	20	10	5	50
4号液									
KN 4（大塚）	30	0	20	0	10	0	0	0	40
ソリタ®T4（味の素）	30	0	20	0	20	0	0	0	43

T4（味の素）（Na 30 mEq/L, Cl 20 mEq/L, ブドウ糖 43 g/L, K 0 mEq/L, P 0 mEq/L, 乳酸 20 mEq/L）などがありますが，これらはKが含まれていません（表19）．

第7部　輸液の実際

77. 1日必要水分量は？

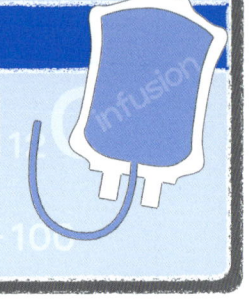

輸液シート30　維持水分量の求め方

体重，体温，尿量，便量がわかれば以下の数値が計算できます．

体重（kg）	（65）
体温（℃）	（36.5）
尿量（mL）	（1,500）
便（mL）	（100）
不感蒸泄（mL）	（975）
喪失総量（mL）	（2,575）
代謝水（mL）	（325）
維持水分量（mL）	（2,250）

　必要水分量は，患者さんの状況によって変化します．水分欠乏がない場合は，現状を維持するための維持水分量（尿量＋不感蒸泄＋大便－代謝水）で求めることができます．水分欠乏が存在する場合は，補充水分量を加算する必要があります．補充水分量は，欠乏水分量に安全係数を掛けると求められます．

　維持水分量＝尿量＋不感蒸泄＋大便－代謝水，
　補充水分量＝欠乏水分量×安全係数，
　必要水分量＝維持水分量＋補充水分量

になります．

輸液シート31 補充水分量の求め方

受診時の体重，投与時の血清Na値，目標血清Na値，安全係数がわかれば以下の数値が計算できます．

受診時の体重を使用する場合	
受診時の体重(kg)	(65)
投与時の血清Na値(mEq/L)	(141)
目標血清Na値(mEq/L)	(140)
水分欠乏量(mL)	(464)
安全係数(1/X)	(3)
補充水分量(mL)	(155)

輸液シート32 必要水分量の求め方

維持水分量，補充水分量がわかれば必要水分量が計算できます．

維持水分量(mL)	(2,250)
補充水分量(mL)	(155)
必要水分量(mL)	(2,405)

① 尿量については，最初に前日の尿量をチェックします．次に最近1時間の尿量をチェックし，約1時間に60 mLの尿量があれば，1日1,440 mLと推測できます．この時点で時間尿が減少していると腎機能低下があることが予測できます．
② 不感蒸泄量については，15×体重＋200×（体温－36.5）という式で求めることができます．36.5℃を平熱として発熱があると不感蒸泄量も増加します．
③ 代謝水については，体重あたり5 mLとされていますので，（5×体重kg）mLになります．
④ 大便にも水分が喪失しますので，一応，100 mLを加算します．もし下痢がある場合は，この量を増やす必要があります．

⑤ 欠乏水分量については，受診時（診察時）の体重を参考にします．以前の体重と比較して減少している量が，欠乏水分量になります（kg≒L）．以前の体重との差が求められない状況では，受診時体重と血清Na値（dehydrationの場合）から欠乏水分量を推測します（**第2部-30，輸液シート18**）．

⑥ 安全係数については，欠乏水分量をそのまま1日で補充すると急激な補正になることから，安全係数を掛けて補充水分量を求めます．すなわち安全係数とは，1日ではなく3日で補正するか，2日で行うかということを意味しています．通常では，1/3を使用しています．状況によっては，1/2あるいは1/4を使用することもあります．

　輸液シート30に入力すると，維持水分量を簡単に求めることができます．

　また，同様にして**輸液シート31**で補充水分量も求めることができます．

　欠乏水分量の計算にはヘマトクリットを使用する方法もありますが，患者さんに貧血があれば経時的なデータ（以前のデータ）がないと血液の濃縮度を評価することはできません．また，消化管出血あるいは下血などが生じている場合は，使用できません．そのような意味では，不十分ですが，Na値で推測する方が簡便です．もし低ナトリウム血症がある場合は，水分欠乏量はマイナスの値が出ますが，とりあえずゼロと評価して対応します．

　必要水分量は，維持水分量＋補充水分量で求められます（**輸液シート32**）．

輸液シート30に含まれる計算式
不感蒸泄(mL)＝15×体重(kg)＋200〔体温(℃)－36.5〕
喪失総量(mL)＝尿量(mL)＋便(mL)＋不感蒸泄(mL)
　代謝水(mL)＝5×体重(kg)
維持水分量(mL)＝喪失総量(mL)－代謝水(mL)

輸液シート31に含まれる計算式
水分欠乏量(mL)＝1,000×受診時の体重(kg)×〔投与時の血清Na値(mEq/L)－目標血清Na値(mEq/L)〕÷目標血清Na値(mEq/L)
補充水分量(mL)＝水分欠乏量(mL)×安全係数

輸液シート32に含まれる計算式
必要水分量(mL)＝維持水分量(mL)＋補充水分量(mL)

第7部　輸液の実際

78. 1日必要電解質量は？

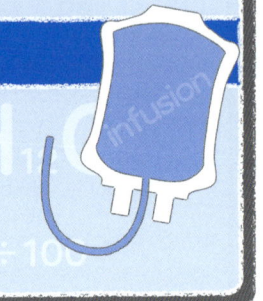

1 塩分（Na, Cl）

　　日本人の1日塩分摂取量（NaCl）は10〜13gになっています．摂取した塩分のほとんどは，尿中に排泄されますので，逆に尿中排泄量を測定すると塩分摂取量が推測できます．ただし，大量の塩分を摂取すると全部は排泄されず体内に蓄積することで体液量が増加し高血圧になります．このような意味で，厚生労働省は，1日塩分摂取量を7gにすることを推奨しています．輸液を行う際にNa異常症がない場合は，1日あたり7〜13gの塩分（NaCl）投与が一般的になります．そして輸液でNaClを投与した際には，かならず投与後のNa値を予測することが重要です．また，Naの含まれていない5％ブドウ糖液だけを使用したときにも投与後のNa値を予測することが大切です．

2 K

　　Kについては，1日の尿中K排泄量が重要になります．これは，60 mEq/日になります．1時間あたりにすると60÷24＝2.5 mEqの排泄量になります．腎不全があると，K排泄量が低下しますので投与する際に減量しなければなりません．あるいは低カリウム血症がある場合は，多めに投与することになりますが，1日排泄量の2倍（120 mEq/日）が最大量であると理解しておきましょう．

3 Ca, P, Mg

　　短期間の輸液では，Ca, P, Mgの補充については特に問題になることはありません．

4 溶液の浸透圧に注意する

　これらの電解質を投与する際に注意すべきことは，輸液中の電解質は，それ自体が浸透圧物質であることです．浸透圧は，溶液中に存在する分子数で決定されますので，それぞれの電解質のmmol/Lの総和が，浸透圧mOsm/Lになります．血漿浸透圧は，280〜300 mOsm/Lを変動していますが，投与する輸液の浸透圧もこの範囲内にすることが輸液の条件の1つになります．

5 投与後の血清Na値を予測する

　溶液1Lを投与したときの血清Na値はAdrogué-Madiasの式によって予測することができます．

　この手順を省略すると妥当な輸液が行えずに結果的に輸液を行ったことでトラブルが発生してしまいます．そのような意味でも常に予測して，妥当な値になるように輸液剤を調整することが大切になります．

第7部 輸液の実際

79. ブドウ糖の投与をどのように判断したらよいのでしょうか？

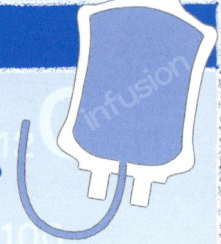

1 ブドウ糖の代謝

　5％ブドウ糖液は，本来は純粋な水（水分）を投与したい状況であっても，純粋な水は浸透圧がゼロであり生体の細胞を破壊してしまうことから，血漿浸透圧に近い浸透圧にするためにブドウ糖を使用して調整してあるものです．この原則を理解してください．さらに5％ブドウ糖液の浸透圧は，278 mOsm/Lと血漿浸透圧よりわずかに低いことから，投与された水分は細胞内に移動します．さらにブドウ糖は細胞内で代謝されて水分を生成します．そのような意味で1個1個の細胞に水分を供給したいときに使用する溶液になります．

　また，ブドウ糖1.0 gは代謝されると4 kcalのエネルギー源になります．

　5％ブドウ糖液1 L中には，50 gのブドウ糖がありますから，4×50＝200 kcalに相当します．もし1日2 L投与したら400 kcalになりますが，1日の必要エネルギーが1,600〜2,000 kcalであれば，1／4あるいは1／5にしかなっていないのです．すなわち，5％ブドウ糖液を栄養あるいはエネルギー不足を補うために使用するものとは考えない方がよいでしょう．

2 ブドウ糖投与による電解質への影響

　一方で，2 Lの5％ブドウ糖液（2 Lの電解質のない水）を使用したあとのNa値はいくらになるでしょうか．

　投与時の血清Na値を140mEq/LとしてAdrogué–Madiasの式に入力してみましょう（第2部-20，輸液シート15）．1 Lを投与したと

きに，3.5 mEq低下しますので，2 Lでは，その2倍の7.0 mEq/Lの血清Na値が低下します．すなわち約133 mEq/Lまで低下することになります．エネルギーの補給を重要視して5％ブドウ糖液だけを使用していると医原性低ナトリウム血症を引き起こしてしまうのです．

電解質と混合する場合でも，ブドウ糖180 gが1モル（1,000 mmol）になっていますので，1 gが5.6 mmolに相当しています．輸液の中に含まれているブドウ糖も同様に浸透圧物質になります．すなわち，〔電解質分の浸透圧＋ブドウ糖（糖類）分の浸透圧〕が，280～310 mOsm/Lになるように調整する必要があるのです．

Adrogué-Madiasの修正式によるNa変化の予測

体重(kg)	体液量(L)	投与Na濃度 (mEq/L)	投与K濃度 (mEq/L)	投与時の血清Na値 (mEq/L)
66	39.6	0	0	140
⊿[Na] (mEq/L)	−3.45			

※輸液シート15より

第7部　輸液の実際

80. 輸液の安全域とは何でしょうか？

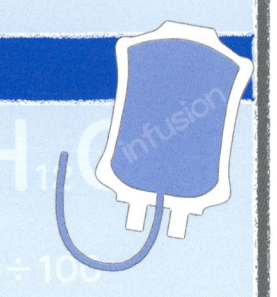

　1953年に発表されたTalbotの図が有名です．でも，安心してください．現在では，誰もこの図は使用していません（省略します）．これは理論的には優れていますが，臨床現場ではほとんど役に立ちません．

　輸液量の決定の最初に水分量を計算し，次に電解質量を推測しましたね．

　この2つのバランスで，水分過剰になるか，電解質が過剰になるのかが決まります．このことを踏まえた，実際の臨床現場で重要な「輸液の条件」があります．

輸液の条件（安全域）

① 輸液浸透圧を280〜310 mOsm/L（すなわち総分子量を280〜310 mmol/L）にする．
② 塩分（NaCl）投与量は7〜13 g（NaとClで238〜442 mmol）にする．
③ K投与量は，腎機能により調節するが，平均的には60 mEq/日にする．

　以上の原則を守れば，ほとんどトラブルは回避できます．さらに患者さんの状況に応じて細かく投与量を調節することが重要になります．

第7部 輸液の実際

81. どのようにして輸液剤を選んだらよいのですか？

Let's Try

輸液シート33 1日投与量の計算式

受診時の体重，投与時の血清Na値，目標血清Na値，体温，尿量，便量と，投与したNaCl，K，ブドウ糖の量がわかれば以下の値が計算できます．

①水分欠乏量

受診時の体重を使用する場合	
受診時の体重(kg)	(65)
投与時の血清Na値(mEq/L)	(142)
目標血清Na値(mEq/L)	(140)
水分欠乏量(L)	(0.9)

②1日喪失量

体重(kg)	(65)
体温(℃)	(37)
尿量(mL)	(1,500)
便(mL)	(100)
不感蒸泄(mL)	(1,075)
総量(mL)	(2,675)

(※次頁に続く)

1 1日投与量の決定

1) 水分欠乏量の推測

まず，投与時あるいは外来受診時の体重を測定します．次に，血清Na値から水分欠乏量を推測します（第2部-30）．体重65 kgの人で，投与時のNa値が142 mEq/L，目標値を140 mEq/Lとした場合，0.9 Lの水分欠乏量になります（輸液シート33-①）．

2) 水分喪失量と水分投与量の推測

続いて輸液シート33-②に体温，尿量，便（通常は100 mLと入力）を入力すると1日水分喪失量が推定できます．投与量に関しては，水

③ 1日投与量

水分維持量(mL)	(2,350)	1. 血漿浸透圧：280〜310 mOsm/L
投与水分欠乏量(mL)	(310)	2. 平均的塩分摂取量：7〜13g/日
水分投与量(mL)	(2,660)	3. カリウム排泄量：60 mEq/日
投与NaCl(塩分)(g)	(14.0)	
投与K(mEq)	(60)	
投与ブドウ糖(g)	(40)	
投与エネルギー(kcal)	(160)	

	mEq	mEq/L	浸透圧(mOsm/L)
投与Na	(238)	(90)	(179)
投与K	(60)	(23)	(23)
投与ブドウ糖	(222)		(84)
浸透圧			(286)

④ Adrogué-Madias の修正式による Na 変化の予測

体重	体液量	投与Na濃度 (mEq/L)	投与K濃度 (mEq/L)	投与時の血清Na値 (mEq/L)
(65)	(39)	(90)	(23)	(142)
⊿[Na](mEq/L)	(−0.73)			※輸液シート15より

[注] ここで使用しているNa投与量、K投与量、ブドウ糖投与量は、例としての数字ですので、実際の臨床現場では、適切な数値を入力して調整してみてください．

分維持量＝尿量＋不感蒸泄−5×体重（代謝水），投与水分欠乏量＝水分欠乏量×安全係数（1/3：3日かけて補正する意味），を計算すると，水分投与量がわかります．

3）投与する塩分量とブドウ糖量の決定

次のステップで重要な点は，血漿浸透圧は，280〜310 mOsm/Lですので，その範囲内に入るように，1日NaCl（塩分）量とブドウ糖量を設定することです．さらに，通常の場合，1日K排泄量は60 mEqですので，これを投与量として入力します．ただし腎不全あるいは高カ

表20 ●輸液製剤の種類と組成

輸液	Na	ブドウ糖	K	水分量
生理食塩液	154	0	0	1,000
ラクテック®注	130	0	4	1,000
ラクテック®D	130	50	4	1,000
フィジオ®140	140	10	4	1,000
KN1号	77	25	0	1,000
KN2号	60	23.5	25	1,000
KN3号	50	27	20	1,000
KN4号	30	40	0	1,000
フィジオ®35	35	100	20	1,000
ソリタ®T1号	90	26	0	1,000
ソリタ®T2号	84	32	20	1,000
ソリタ®T3号	35	43	20	1,000
ソルデム®3AG	35	75	20	1,000
ヴィーン®3G注	35	50	17	1,000
5％ブドウ糖	0	50	0	1,000

リウム血症がある場合は，減量あるいはゼロにします．

いろいろな組み合わせがありますが，1日NaCl（塩分）量：14 g，1日ブドウ糖量：40 g，1日K量：60 mEqに設定してみます（**輸液シート33-③**）．

4）投与後のNa値の推測

その次のステップとして，投与時の血清Na値142 mEq/Lが，1 Lの輸液を行ったときに，どのように変化するかを評価します（**輸液シート33-④**）．今回の例では結果が，－0.73 mEq/Lと出ました．もし，2 Lの輸液を行うと，1.4 mEq/L血清Na値が低下することになります．

2 最適な輸液剤の組み合わせの選択

最後に，輸液剤（表20）のなかから，最適な組み合わせを選ぶことになります．

基本的事項は，日本中でどこの医療施設でもある①生理食塩液，②ラクテック®注，③5％ブドウ糖液をベースにすることです．そのうえで不足するKをアスパラ®Kあるいはケーシーエル®で補充します．も

表21 ● 1日投与量を用いた輸液製剤の組み合わせ1

	Na (mEq)	ブドウ糖 (g)	K (mEq)	水分量 (mL)
目標1日投与量	238	40	60	2,660
輸液（大塚製薬）	Na	ブドウ糖	K	水分量
フィジオ®140	140	10	4	1,000
KN2号	60	23.5	25	1,000
KN2号	30	12	13	500
合計	230	46	42	2,500

※1 輸液シート33で求めた1日投与量を目標にフィジオ®140を1,000 mL，KN2号を1,500 mL使用する場合
※2 KN2号の各組成値は表20の値を元に計算（(1,000mLに含まれる各組成値) ×（投与水分量）÷1,000)）

表22 ● 1日投与量を用いた輸液製剤の組み合わせ2

	Na (mEq)	ブドウ糖 (g)	K (mEq)	水分量 (mL)
目標1日投与量	238	40	60	2,660
輸液（大塚製薬）	Na	ブドウ糖	K	水分量
生理食塩液	154	0	0	1,000
KN3号	50	27	20	1,000
KN2号	30	12	12.5	500
合計	234	39	33	2,500

※1 輸液シート33で求めた1日投与量を目標に生理食塩液を1,000 mL，KN3号を1,000 mL，KN2号を500 mL使用する場合
※2 KN2号の各組成値は表20の値を元に計算（(1,000mLに含まれる各組成値) ×（投与水分量）÷1,000)）

し，維持液を使用する場合は，1種類を主体にし，補足部分に対して生理食塩液，ラクテック®注，5％ブドウ糖液を使用します．

　基本の製剤以外を用いることが可能な場合は，いろいろな組み合わせが考えられますが，フィジオ®140を1,000 mL使用して，残り1,500 mLにKN2号を使用すると，Na 230 mEq，ブドウ糖 46 g，K 42 mEqになります．フィジオ®140内にK 20 mEq（アスパラ®K 20 mEq）を追加するとほぼ目的に合致した溶液が作れます．

　別の方法としては，生理食塩液を1,000 mL使用して，次にKN3号1,000 mL使用し，KN2号を500 mL使用すると，Na 234 mEq，ブドウ糖 39 g，K 33 mEqになります．Kが約30 mEq不足しています．生

理食塩液にK 30 mEq追加すれば，目的に合致したよう溶液が作れます．
　このような方法で，最適な輸液剤を選択することが可能になります．
　腎機能が50％以上ある場合は，投与されて過剰なものは，尿中に排泄されますので大きな心配はいりませんが，投与量，Na量，K量に常日頃注意を払うことが大切です．
　それぞれの病態（心不全，肝不全，腎不全，手術後など）でどのように輸液剤を使用するかについては，原則をはみ出すこともありますが，輸液の原則を理解すると応用できるようになります．

輸液シート33に含まれる計算式

水分欠乏量(L)＝受診時の体重(kg)×(投与時の血清Na値(mEq/L)－目標血清Na値(mEq/L))÷目標血清Na値(mEq/L)
不感蒸泄(mL)＝15×体重(kg)＋200(体温(℃)－36.5)
喪失総量(mL)＝尿量(mL)＋便(mL)＋不感蒸泄(mL)

水分維持量(mL)＝喪失総量(mL)－5×体重(kg)
投与水分欠乏量(mL)＝水分欠乏量(L)×1,000÷3
水分投与量(mL)＝水分維持量(mL)＋投与水分欠乏量(mL)
投与エネルギー(kcal)＝投与ブドウ糖(g)×4
投与Na(mEq)＝投与NaCl(塩分)(g)×17
投与Na(mEq/L)＝投与Na(mEq)÷水分投与量(mL)×1,000
投与Naの浸透圧(mOsm/L)＝投与Na(mEq/L)×2
投与K(mEq/L)＝投与K(mEq)÷水分投与量(mL)×1,000
投与Kの浸透圧(mOsm/L)＝投与K(mEq/L)
投与ブドウ糖(mEq)＝投与ブドウ糖(g)÷180×1,000
ブドウ糖の浸透圧(mOsm/L)＝投与ブドウ糖(mEq)÷水分投与量(mL)×1,000
浸透圧(mOsm/L)＝投与Naの浸透圧(mOsm/L)＋投与Kの浸透圧(mOsm/L)＋投与ブドウ糖の浸透圧 mOsm/L)

体液量(L)＝0.6×体重(kg)
Δ[Na](mEq/L)＝(投与Na濃度(mEq/L)＋投与K濃度(mEq/L)－投与時の血清Na値(mEq/L))÷(体液量(L)＋1)

第7部 輸液の実際

82. 輸液の落とし穴は？

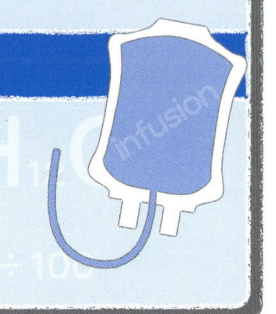

　普通は輸液の必要量を推測して投与を開始するわけですが，投与する行為が新しい状況を生み出しているわけです．1日輸液を行えば当初の状況と変化し，予測値からずれることが当然考えられますので，翌日あるいは翌々日に再度，体液バランスを評価して輸液内容を調整することが必要になります．plan-do-assessment（PDA：計画-実行-評価）をくり返すことが大切です．

　次に，いつまで輸液を続けるのか，輸液を中止できるのかという判断が大切になります．例えば，急性腎不全の後には多尿期になりますが，もし前日の尿量を参考にしていると，いつまでたっても2〜3Lの輸液を続けることになります．輸液をすることで尿量が増加している状況に陥っているのです．輸液をするから尿量が増加し，尿量が増加するので輸液を行うという悪循環になっているのです．

　逆に尿量が少ないので輸液量を減らすと，さらに尿量が減るという事態に陥ることもあるでしょう．

　また，輸液を日常的に行っていると，輸液を行う目的が希薄になりがちです．検査データは改善したが，臨床症状は改善しないという状況に陥ることがあります．このような場合は，身体所見が重要になりますので患者の診察という基本に立ち返りましょう．

第7部 輸液の実際

83.（高カロリー輸液に向けて）1日必要エネルギー量はいくらですか？

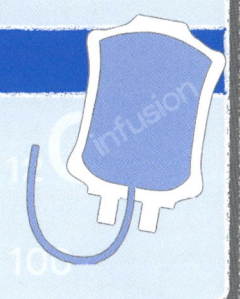

Let's Try

輸液シート 34 男性の1日必要エネルギー（Harris-Benedictの式）

男性では，年齢，身長，体重，活動因子，侵襲因子がわかれば必要エネルギーが計算できます．

年齢	(58)
身長(cm)	(172)
体重(Kg)	(66)
活動因子	(1.2)
侵襲因子	(1.0)
男性の必要エネルギー(kcal)	(1,723)

輸液シート 35 女性の1日必要エネルギー（Harris-Benedictの式）

女性も，年齢，身長，体重，活動因子，侵襲因子がわかれば必要エネルギーが計算できます．

年齢	(59)
身長(cm)	(161)
体重(Kg)	(47)
活動因子	(1.2)
侵襲因子	(1.0)
女性の必要エネルギー(kcal)	(1,323)

表23 ● 活動係数と侵襲係数

活動因子	
ベッド上安静	1.0
歩行	1.2
作業	1.4
労働	1.6
侵襲因子	
普通	1.0
癌患者	1.2
手術	1.4

　高カロリー輸液を施行する前に患者の1日必要エネルギー量を求める必要があります．

　1日必要エネルギー量は，性，年齢，身長，体重によって変化しますがHarris-Benedictの式で求めることが一般的になっています．その式では，基礎エネルギー量（basal energy expenditure：BEE；kcal/日）が得られます．次に，その値に活動係数（activity factor）とストレス係数（stress factor）を掛けると必要エネルギー量が計算できます（**表23**，**輸液シート34，35**）．

　自分の必要エネルギー量を計算してみてください．

輸液シート34に含まれる計算式
男性の必要エネルギー(kcal)＝(66＋13.7×体重(kg)＋5×身長(cm)－6.8×年齢)×活動因子×侵襲因子

輸液シート35に含まれる計算式
女性の必要エネルギー(kcal)＝(655＋9.6×体重(kg)＋1.7×身長(cm)－4.7×年齢)×活動因子×侵襲因子

第7部　輸液の実際

84.（高カロリー輸液に向けて）1日必要蛋白量はいくらですか？

Let's Try

輸液シート36　non-protein calory/nitrogen の式

必要エネルギー量，蛋白摂取量がわかればNPC/N値が計算できます．

必要エネルギー量(kcal)	(1,723)
蛋白摂取量(g)	(60)
摂取蛋白由来エネルギー量(kcal)	(240)
non-protein calory(kcal)	(1,483)
摂取蛋白由来窒素量	(9.6)
NPC/N	(154)

輸液シート37　必要蛋白量

逆に，必要エネルギー量とNPC/Nがわかれば必要蛋白量が計算できます．

必要エネルギー量(kcal)	(1,723)
NPC/N	(200)
必要蛋白量(g)	(48)

1 エネルギーと蛋白の関係

　1日のエネルギー摂取量は，炭水化物や脂肪に由来するものと蛋白質に由来するものに大別できます．もし，エネルギー摂取量が不足すると，摂取した蛋白質（アミノ酸）は直ちにエネルギーに変換され，蛋

表24 ● NPC/N 参考値

重症熱傷，複合外傷	80〜100
敗血症，大手術，外傷	120
通常	150
侵襲後安定期	150〜170
慢性疾患	150〜170
腎不全	200〜300

白質合成には使用されません．さらに不足すると自らの身体の蛋白質がエネルギーとして使用されます．それを蛋白質の異化と呼んでいます．逆に，エネルギーが十分でも蛋白質（アミノ酸）がなければ，蛋白合成は生じません．このようにエネルギー摂取量と蛋白摂取量は密接な関係があります．

2 NPC/Nを活用する

そこで「炭水化物や脂肪に由来するエネルギー」は，「1日必要エネルギー量」から「摂取蛋白質に由来するエネルギー量」を引いた値になります．これをnon-protein caloryと呼んでいます．その値と蛋白質に由来する窒素の比をnon-protein calory/nitrogen：NPC/Nとして表現します．通常状態では150ですが，重症熱傷では，蛋白質（分母）の合成が通常よりも必要になりますので，80〜100になります．また同様に外傷，大外科手術では，100〜120前後と150より小さくなります．逆に侵襲後安定期，慢性疾患では150〜200になり，飢餓では400〜600，腎不全では200〜500になります．それぞれの状況により，NPC/Nは変化します．

理解するために最初にNPC/Nを求めてみましょう．Harris-Benedictの式から1日必要エネルギー量が計算できます（第7部-83，輸液シート34，35）．次に蛋白摂取量を入力します．蛋白質のエネルギー量は4 kcal/gですから，男性では4×90＝360 kcal，女性では4×70＝280 kcal相当を総エネルギー量から引くことになります．これが，non-protein calory（NPC）になります．さらに，蛋白質1gに含まれる窒素の重さの平均値は，0.16になりますので蛋白摂取量に0.16を掛けた

値が,窒素量(N)になります.これで,NPC/Nが簡単に求められます(輸液シート36).

　以上が,NPC/N比の求め方ですが,実際に栄養指導,食事調整を行う臨床現場で使用する際には,逆の論理になります.まず必要エネルギー量を計算し,次に,病態に応じたNPC/N(表24)を入力し必要蛋白量を計算します.この蛋白摂取量に合わせた食事量を算出します(輸液シート37).

　慢性腎不全患者ではNPC/Nは200〜300になります.200と入力してみますと必要蛋白量は48 gと計算できます.これを食事療法の基本データとして具体的な食事内容を栄養士と相談することになるのです.

> **輸液シート36に含まれる計算式**
> 摂取蛋白由来エネルギー量(kcal)=蛋白摂取量(g)×4
> non-protein calory(kcal)=必要エネルギー量(kcal)−摂取蛋白由来エネルギー量(kcal)
> 摂取蛋白由来窒素量=蛋白摂取量(g)×0.16
> NPC/N=non-protein calory(kcal)÷摂取蛋白由来窒素量
>
> **輸液シート37に含まれる計算式**
> 必要蛋白量(g)=必要エネルギー量(kcal)÷(0.16×NPC/N+4)

第7部 輸液の実際

85. 輸液の投与速度は？

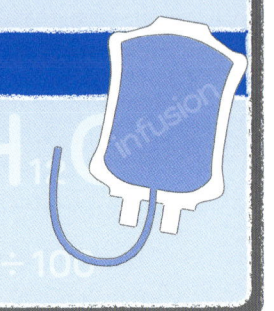

　2005年3月25日の厚生労働省の告示により，輸液ラインの規格はISOに統一されました．これまでは，成人では15滴/mL，小児では60滴/mLの点滴ラインが主流でしたが，告示後は20滴/mL，60滴/mLの2種類になりました．さらに20滴/mLの輸液ラインを用いた場合には，2のべき乗の法則という法則があります．

　維持輸液が目的であれば，標準的な1日の投与量は，尿量＋不感蒸泄＝1,500＋900 大まかに2,400 mLに相当しますので，1時間で100 mLになります．すなわち第0度と第1度の中間に相当することになります．

表25 ● 輸液の投与速度

適用	名称	mL/分	mL/時間	滴数/分	輸液速度
小児、高張液など	第0度	$2^0=1$	60	$20 \times 1 = 20$	very slow
維持輸液など	第1度	$2^1=2$	120	$20 \times 2 = 40$	slow
維持輸液と補充輸液	第2度	$2^2=4$	250	$20 \times 4 = 80$	moderate
補充輸液	第3度	$2^3=8$	500	$20 \times 8 = 160$	rapid
緊急輸液	第4度	$2^4=16$	1,000	$20 \times 16 = 320$	very rapid
緊急輸液	第5度	$2^5=32$	2,000	$20 \times 32 = 640$	extremely rapid

演習問題 23

症　例：58歳の男性．インフルエンザに罹患して意識混濁状態で病院に搬送された．家族からの情報では，身長 172 cm であったが，普段の体重は不明であった．
1時間の尿量は，40 mL であった．
受診時：体重 65 kg，体温 39℃，脈拍 110/分，血圧 120/70 mmHg，
緊急検査　血液検査：WBC 8,000，RBC 450万，Hb 13.5 g/dL，Ht 43%，PLT 26.8万，Alb 4.4 g/dL，BUN 34.6 mg/dL，Cr 1.20 mg/dL，尿酸 8.6 mg/dL，Na 148 mEq/L，K 4.0 mEq/L，Cl 112 mEq/L，AST 30 U/L，ALT 30 U/L，血糖 112 mg/dL でした．

問　題

❶補充水分量はいくらになりますか？

❷維持水分量と必要水分量はいくらになりますか？

❸輸液浸透圧を280～310 mOsm/Lにおさめ，K投与量を1日60 mEqとし塩分（NaCl）14 g，ブドウ糖　90 gとしたときの輸液製剤を選択してみましょう．

解答・解説

❶ 補充水分量はいくらになりますか？

輸液シート31に受診時の体重，投与時の血清Na値，目標Na値を入力してみましょう．

補充水分量の求め方

受診時の体重を使用する場合	
受診時の体重(kg)	65
投与時の血清Na値(mEq/L)	148
目標血清Na値(mEq/L)	140
水分欠乏量(mL)	3,714
安全係数(1/X)	3
補充水分量(mL)	1,238

※輸液シート31より

補充水分量は，1,238 mLになりました． ⇒第7部-77参照

❷ 維持水分量と必要水分量はいくらになりますか？

輸液シート30に体温39℃，尿量 40×24＝960 mL，大便は100 mLを入力してみます．

維持水分量の求め方

体重(kg)	65
体温(℃)	39
尿量(mL)	960
便(mL)	100
不感蒸泄(mL)	1,475
喪失総量(mL)	2,535
代謝水(mL)	325
維持水分量(mL)	2,210

※輸液シート30より

維持水分量は，2,210 mLになります．必要水分量は，維持水分量＋補充水分量ですので，2,210＋1,238＝3,448 mLになります．

⇒第7部-77参照

❸ 輸液浸透圧を280〜310 mOsm/Lにおさめ，K投与量を1日60 mEqとし塩分（NaCl）14 g，ブドウ糖　90 gとしたときの輸液製剤を選択してみましょう．

ここで輸液シート33を使用します。①，②で求めた水分量を入力した後に，塩分，ブドウ糖を入力します。塩分（NaCl）14 gとK 60 mEq，ブドウ糖90 gを入力すると，輸液浸透圧は，300 mOsm/Lになります。これをⒶとします。

1日投与量

水分維持量(mL)	2,210	1. 血漿浸透圧：280〜310 mOsm/L
投与水分欠乏量(mL)	1,238	2. 平均的塩分摂取量：7〜13 g/日
水分投与量(mL)	3,448	3. カリウム排泄量：60 mEq/日
投与NaCl(塩分) (g)	14.0	
投与K(mEq)	60	
投与ブドウ糖(g)	90	
投与エネルギー(kcal)	360	

	mEq	mEq/L	浸透圧(mOsm/L)
投与Na	238	69	138
投与K	60	17	17
投与ブドウ糖	500		145
浸透圧			300

※輸液シート33-③より

ここで，この溶液を1 L投与すると血清Na値はどのように変化するのでしょうか？

Adrogué-Madiasの修正式によるNa変化の予測

体重	体液量	投与Na濃度 (mEq/L)	投与K濃度 (mEq/L)	投与時の血清Na値 (mEq/L)
65	39	69	17	148
⊿[Na] (mEq/L)	−1.55			

※輸液シート33-④より

3,448 mLを1日で投与すると，1.55×3.448＝5.3 mEq/Lの低下になります。すなわち，24時間後の血清Na値は，143 mEq/Lくらいになっているはずです。大筋で妥当な溶液になります。

もしここで，塩分9.0 g，K 40 mEq，ブドウ糖120 gに変更すると，輸液浸透圧は294 mOsm/Lになります。これをⒷとします。

1日投与量	
水分維持量(mL)	2,210
投与水分欠乏量(mL)	1,238
水分投与量(mL)	3,448
投与NaCl(塩分)(g)	9.0
投与K(mEq)	40
投与ブドウ糖(g)	120
投与エネルギー(kcal)	480

	mEq	mEq/L	浸透圧(mOsm/L)
投与Na	153	44	89
投与K	40	12	12
投与ブドウ糖	667		193
浸透圧			294

1. 血漿浸透圧：280〜310 mOsm/L
2. 平均的塩分摂取量：7〜13g/日
3. カリウム排泄量：60 mEq/日

※輸液シート33-③より

この輸液を1L投与すると，血清Na値はどのように変化するでしょうか？

Adrogué-Madiasの修正式によるNa変化の予測

体重	体液量	投与Na濃度(mEq/L)	投与K濃度(mEq/L)	投与時の血清Na値(mEq/L)
65	39	44	12	148
⊿[Na](mEq/L)	−2.30			

※輸液シート33-④より

　3,448 mLを1日で投与すると，2.3×3.448＝7.9 mEq/Lの低下になります．すなわち，24時間後の血清Na値は，140 mEq/Lくらいになっているはずです．この溶液も大筋で妥当なものになります．

　溶液の成分を検討してみましょう．
　Ⓐ：Na濃度 69 mEq/L，K 17 mEq/L，ブドウ糖 90 g/3.448 L＝26.1 g/L＝2.61％
　Ⓑ：Na濃度 44 mEq/L，K 12 mEq/L，ブドウ糖 120 g/3.448 L＝34.8 g/L＝3.48％

　これらに相当する輸液製剤は第7部-76，表19を用いて検討してみましょう．

Ⓐでは，KN 2 号に近いことがわかります．
Ⓑでは，ヴィーン®3G に近い値になります．

ところが，病院・診療所に KN 2 号，ヴィーン®3G がない場合には，自分で作ることになります．

Ⓐでは，溶液量 3,448 mL 中に塩分（NaCl）14 g と K 60 mEq，ブドウ糖 90 g ですので，

① 5％ブドウ糖液 500 mL＋アスパラ®K（10 mEq）投与すると
残り溶液量 2,948 mL 中に塩分（NaCl）14 g と <u>K 50 mEq</u>，<u>ブドウ糖 65 g</u>
② 生理食塩液 500 mL＋アスパラ®K（10 mEq）投与すると
残り溶液量 2,448 mL 中に<u>塩分（NaCl）9.5 g</u> と <u>K 40 mEq</u>，ブドウ糖 65 g
③ 5％ブドウ糖液 500 mL＋アスパラ®K（10 mEq）投与すると
残り溶液量 1,948 mL 中に塩分（NaCl）9.5 g と <u>K 30 mEq</u>，<u>ブドウ糖 40 g</u>
④ 生理食塩液 500 mL＋アスパラ®K（10 mEq）投与すると
残り溶液量 1,448 mL 中に<u>塩分（NaCl）5.0 g</u> と <u>K 20 mEq</u>，ブドウ糖 40 g
⑤ 5％ブドウ糖液 500 mL＋アスパラ®K（10 mEq）投与すると
残り溶液量 948 mL 中に塩分（NaCl）5.0 g と <u>K 10 mEq</u>，<u>ブドウ糖 15 g</u>
⑥ 生理食塩液 500 mL＋アスパラ®K（10 mEq）投与すると
残り溶液量 448 mL 中に<u>塩分（NaCl）0.5 g</u> と <u>K 0 mEq</u>，ブドウ糖 15 g
⑦ 5％ブドウ糖液 500 mL を 300 mL 程度入れると<u>ブドウ糖 15 g</u> に相当します．

これで塩分 0.5 g 不足していますが，大まかには妥当な輸液になります．

Ⓑでは，溶液量　3,448 mL 中に塩分 9.0 g，K 40 mEq，ブドウ糖 120 g ですので，

① 5％ブドウ糖液 500 mL＋アスパラ®K（10 mEq）投与すると
　残り溶液量　2,948 mL 中に塩分（NaCl）9.0 g と <u>K 30 mEq</u>，<u>ブドウ糖　95 g</u>

② 5％ブドウ糖液 500 mL＋アスパラ®K（10 mEq）投与すると
　残り溶液量　2,448 mL 中に塩分（NaCl）9.0 g と <u>K 20 mEq</u>，<u>ブドウ糖　70 g</u>

③ 生理食塩液 500 mL 投与すると
　残り溶液量　1,948 mL 中に<u>塩分（NaCl）4.5 g</u> と K 20 mEq，ブドウ糖　70 g

④ 5％ブドウ糖液 500 mL＋アスパラ®K（10 mEq）投与すると
　残り溶液量　1,448 mL 中に塩分（NaCl）4.5 g と <u>K 10 mEq</u>，<u>ブドウ糖　45 g</u>

⑤ 5％ブドウ糖液 500 mL＋アスパラ®K（10 mEq）投与すると
　残り溶液量　948 mL 中に塩分（NaCl）4.5 g と <u>K 0 mEq</u>，<u>ブドウ糖　20 g</u>

⑥ 生理食塩液 500 mL 投与すると
　残り溶液量　448 mL 中に<u>塩分（NaCl）0 g</u> と K 0 mEq，ブドウ糖　20 g

⑦ 5％ブドウ糖液 500 mL を 400 mL 程度入れると　<u>ブドウ糖 20 g</u> に相当します．

これで大まかには妥当な輸液になります．

すなわち，最適な維持液を選択してできますし，生理食塩液と 5％ブドウ糖液と K 製剤を組み合わせて自作してもほぼ同じ結果になるのです．

⇒第 7 部-81 参照

演習問題 24

症　例：45歳の女性．身長 160 cm，体重 48 kg．胆嚢癌があり入院している．病院内の歩行は自由にしている．

問　題

❶ 必要エネルギー量はいくらになりますか？

❷ NPC/N比が150としたときの摂取蛋白量はいくらになりますか？

❸ 必要エネルギー量，必要蛋白量の食事を出していますが，半分しか摂取できません．どのような輸液を行いますか？

解答・解説

❶ 必要エネルギー量はいくらになりますか？

　45歳の女性．身長160 cm，体重48 kg．胆嚢癌があり入院している．病院内の歩行は自由にしている．このデータを輸液シート35に入力してみます．

　1,694 kcalですので約1,700 kcalになります．　　⇒第7部-83参照

女性の1日必要エネルギー（Harris-Benedictの式）

年齢	45.0
身長（cm）	160.0
体重（Kg）	48.0
活動因子	1.2
侵襲因子	1.2
女性の必要エネルギー（kcal）	1694

※輸液シート35より

活動係数と侵襲係数

活動因子	
ベッド上安静	1.0
歩行	1.2
作業	1.4
労働	1.6
侵襲因子	
普通	1.0
癌患者	1.2
手術	1.4

※表23より

❷ NPC/N比が150としたときの摂取蛋白量はいくらになりますか？

　女性で1,700 kcal，NPC/N比150を入力しますと，61 gという数字が求められます．　　⇒第7部-84参照

女性における必要蛋白量

必要エネルギー量（kcal）	1700
NPC/N	150
必要蛋白量（g）	61

※輸液シート37より

NPC/N参考値

重症熱傷，複合外傷	80～100
敗血症，大手術，外傷	120
通常	150
侵襲後安定期	150～170
慢性疾患	150～170
腎不全	200～300

※表24より

❸ 必要エネルギー量，必要蛋白量の食事を出していますが，半分しか摂取できません．どのような輸液を行いますか？

　最初に1,700 kcal 蛋白60 gの食事を処方したとします．この状況で食事摂取量が半分であれば，エネルギー850 kcal，蛋白質30 gを補充する必要があります．

投与可能な水分量が 2,000 mL ＝ 2 L であるとすれば，エネルギー 850 kcal/ 2 L ＝ 425 kcal/L，30 g/ 2 L ＝ 15 g/L，水分とエネルギーをブドウ糖液で補うためにはブドウ糖 1 g ＝ 4 kcal ですので，106 g/L，すなわち 10.6 ％ブドウ糖液を投与することになります．10.6 ％ブドウ糖液の浸透圧は，5 ％ブドウ糖液の約 2 倍ですから，血漿浸透圧の約 2 倍程度になっています．この溶液を末梢血管から投与すると静脈炎などが生じる危険がありますが，この程度であれば十分投与可能と思われます．また，アミノ酸液も投与する必要がありますが，両者を一緒に投与すれば，浸透圧は 2 倍以上になりますので末梢静脈からは限界になります．ここで，不足分をどのように補うのか考慮する必要が生じます．最終的には，経管栄養あるいは高カロリー輸液を選択することになります．

索引

数字

1号液	217
1日塩分摂取量	224
1日最大K投与量	127
1日必要エネルギー	235
2号液	217
3号液	217
4号液	218
5％ブドウ糖液	90, 216, 226

欧文

A～C

$A-aDO_2$	202
ADH不適切分泌症候群	74
ADH分泌	95
Adrogué-Madias	66, 68, 92, 99, 102, 226
AG	154
AIUEOTIPS	184
alcohol dehydrogenase	198
Bartter症候群	142, 152, 182
Barttin蛋白	152
basal energy expenditure	236
BEE	236
blind loop（盲係蹄）症候群	194
blurred vision	198
capillary refill time	26
central pontine myelinolysis	72
cerebral salt wasting	75
cerebral salt wasting syndrome	75
CHDF	197
Clチャネル遺伝子	152
Clバランス	150
CPM	72
CSWS	75

D～F

Dent病	153
D型乳酸アシドーシス	194
D型乳酸産生細菌	194
EAH	80
electrolytes	184
encephalopathy	184
endocrinology	184
exchangeable	50
exercise-associated hyponatremia	80
FE K	118, 119, 141
FE Na	118
FE urate	75

G～I

GABA	195
Gitelman症候群	142, 182
glycoaldehyde	196
glycolate	196
glyoxylate	196
hANP	88, 106
Harris-Benedictの式	235
Hartmann液	216
IgG型骨髄腫	157

K～M

K^+/Cl^-共輸送体	151
K除去量	135
Kバランス	110
lactate dehydrogenase	194
LDH5	194
Mg濃度	166

Mg バランス ································· 164
mineral corticoid responsive hyponatremia
　of the elderly ······················ 77, 96
MRHE ······························· 77, 96
myotonia congenita ······················ 152

N〜P

Na$^+$/2Cl$^-$/K$^+$共輸送体 ·················· 151
NaCl ·· 54
Na-Cl-K 輸送体 ························· 166
Na$^+$/Cl$^-$共輸送体 ····················· 151
NAD+ ····································· 194
NADH ···································· 194
Na-K-Cl 輸送 ····························· 87
Na-K-Cl 輸送体 ··························· 87
nicotinamide adenine dinucleotide ··· 194
non-protein calory/nitrogen ············ 237
NPC/N 比 ························· 247, 248
OMS ······································· 73
osmotic myelinolysis syndrome ········ 73
Parkinson 病 ····························· 198
plan-do-assessment ···················· 234
PTH ······································ 180

R〜T

rapid ACTH 負荷試験 ···················· 97
renal outer medullary K channel ········ 168
renal salt wasting syndrome ············ 75
Ringer 液 ································ 215
ROMK ··································· 168
RSWS ····································· 75
short bowel（短腸）症候群 ············· 195
SIAD ······································· 61
SIADH ································ 74, 75
Sjögren 症候群 ·························· 161
the syndrome of inappropriate antidiuresis
　·· 61
tilt test ··································· 26
torsade de pointes ······ 122, 124, 129, 173
transtubular K gradient ··········· 111, 115
TTKG ············ 111, 115, 138, 141, 144, 168

V, W

volume depletion（体液量減少）··········· 26
Watson の推測式························· 37
Watson の体液量推測式················· 18
WHO-ORS ······························ 40

和　文

あ

アーガメイトゼリー······················ 134
アシデミア······························ 120
アスピリン······························ 200
アニオンギャップ············· 45, 154, 156
アニオンギャップ増大·········· 196, 198
アミノレバン® ···················· 156, 157
アルカローシス·················· 189, 191
アルコール脱水素酵素··················· 198
アルコール中毒························ 171
アルドステロン························ 138
アルドステロンの亢進作用··············· 112
アルドステロン不足····················· 112
安全係数································ 222
アンチゾール® ···················· 197, 199
イオン交換樹脂薬······················ 134
維持水分量························ 220, 242
インピーダンス法························ 37
運動誘発性低ナトリウム血症············· 80
エタノール····························· 197
エチレングリコール中毒················ 196
エピネフリン·························· 136
塩分···································· 54
嘔吐···································· 34
オメプラール® ·························· 179

か

各経口輸液剤···························· 40
活動係数······························ 236
カリメート···························· 134
カルチコール® ···················· 132, 178
蟻酸···································· 198

偽性 Bartter 症候群	142	酸塩基平衡	188
基礎エネルギー量	236	酸化マグネシウム	174
橋中心髄鞘崩壊症	72	シスプラチン	171
筋肉痙攣	172	持続血液濾過療法	197
グリオキシル酸	196	蓚酸	196
グリコアルデヒド	196	小分子性尿蛋白	153
グリコール酸	196	腎結石	153
グルコース・インスリン	132, 133, 136, 148, 178	心室細動	128
		侵襲因子	235
グルコサミノグルカン塩	50	腎性低カリウム血症	141
グルコン酸カルシウム	178, 185	浸透圧性髄崩壊症	72
グルタミン酸	195	水分欠乏量	83, 102, 229
ケイキサレート	132, 134	スピロノラクトン	115
経口カリウム薬	125	生体インピーダンス	21
血液透析	132, 135, 136, 178, 185	生理食塩液	89, 215
血漿アルドステロン濃度	113	赤痢	32
血漿浸透圧	48, 52, 59, 95, 215	先天性筋緊張症	152

た

血清 K 値	120	体液分布	23
血清尿酸値	75	体液変化	32
結膜充血	198	体液量	16, 18, 22
下痢	32	体液量減少（volume depletion）	24
抗アルドステロン薬	125	代謝水	221
口渇中枢	48	代謝性アシドーシス	189, 196, 198, 200, 202, 207, 210
高カリウム血症	130, 147	代謝性アルカローシス	210
高浸透圧血症	23	大理石病	153
高ナトリウム血症	78, 81, 84, 86	脱水（dehydration）	23
高尿酸血症	159	窒素量（N）	239
高濃度食塩液	64, 92	チルト・テスト	26, 211
抗不整脈薬	122	低アルブミン血症	157
高マグネシウム血症	176	低カリウム血症	124, 170
呼吸	29	低カルシウム血症	170, 180
呼吸性アシドーシス	191, 202, 207	低クロール血症	156
呼吸性アルカローシス	200	低ナトリウム血症	56, 62, 72, 78, 79, 170
呼吸性代償	45	低マグネシウム血症	124, 170, 172, 180, 182
こむら返り	172	低リン血症	170
コレラ	32	低レニン低アルドステロン症	144

さ

最大 K 投与速度	126	電解質	184
細胞外液量	58	テント状 T 波	128
左房圧	49	糖尿病性ケトアシドーシス	193
サリチル酸	200		

投与するK濃度 …………………… 127
トランスミッター…………………… 195
トルサードポアン…………………… 122

な

内分泌……………………………… 184
ニコチンアミドアデニンジヌクレオチド………… 194
乳酸………………………………… 194
乳酸アシドーシス……………… 193, 207
乳酸脱水素酵素 – 5 ………………… 193
尿細管性アシドーシス ……………… 139
尿浸透圧…………………………… 103
尿中K排泄量 ……………… 110, 127, 224
尿毒症性アシドーシス ………… 193, 202
脳症………………………………… 184

は

発汗…………………………… 29, 30
ハルトマン液 ……………………… 216
ハンプ® …………………… 88, 106
ビタミンB1欠乏 …………………… 193
必要エネルギー量…………… 247, 248
必要水分量…………………… 220, 242
必要蛋白量 ………………………… 248
皮膚………………………………… 29
皮膚の turgor ……………………… 26
ピルビン酸 ………………………… 193
フォメピゾール ……………… 197, 199
不感蒸泄 ……………………… 28, 221
副腎不全…………………………… 97
フルドロコルチゾン ………… 77, 115, 145
フロセミド ……………………… 87, 89, 145
フロセミド濃度 …………………… 142
プロトンポンプ阻害薬 …………… 180
ブロム中毒 ………………………… 157
フロリネフ® ……………………… 145
壁細胞……………………………… 150
ヘンレループの上行脚 ……… 151, 166
膀胱麻痺 …………………………… 177
補充水分量…………………… 220, 242
補正アニオンギャップ …………… 204
保存血……………………………… 130

ホルムアルデヒド………………… 198

ま

マグネゾール® ……………………… 174
麻痺性イレウス…………………… 177
まぶしい目 ………………………… 198
マラソンランナー…………………… 78
メイロン® ………………………… 132
メタノール………………………… 198
メチルアルコール………………… 198
毛細血管再充満時間 ……………… 26
網膜浮腫 ………………………… 198

や

有効血漿浸透圧 ……………… 59, 103
輸液浸透圧………………………… 242
輸液製剤 ………………………… 215
輸液の安全域 …………………… 228
輸液の投与速度 ………………… 240
葉酸 ……………………………… 199
予測 HCO_3^- ……………………… 204

ら

ラシックス………………………… 87
リチウム中毒……………………… 157
硫酸マグネシウム ………………… 174
リンゲル液………………………… 215
ルビプロストン …………………… 151
ループ利尿薬 ……… 38, 100, 106, 159, 185
レニンアンジオテンシンアルドステロン系… 48
ロイコボリン® …………………… 199
老人性鉱質コルチコイド反応性低ナトリウム血症
………………………………… 77, 96

著者プロフィール

今井裕一（Hirokazu Imai）
愛知医科大学 名誉教授
社会医療法人厚生会 多治見市民病院 病院長

略歴
- 1977年3月　秋田大学医学部卒業
- 1977年4月から1979年3月まで　虎の門病院で初期研修
- 1979年4月から2002年12月まで　秋田大学医学部第三内科
  - その間，1985年4月から1986年12月まで　米国テキサス州立大学ヒューストン校に留学
- 2003年1月から2009年6月まで　愛知医科大学腎臓・膠原病内科教授
- 2009年7月から2017年3月まで　愛知医科大学腎臓・リウマチ膠原病内科教授
- 2017年4月　愛知医科大学 名誉教授
  - 社会医療法人厚生会 多治見市民病院 病院長

- 日本内科学会認定　総合内科専門医，指導医
- アメリカ内科学会上級メンバー (FACP)
- 日本腎臓学会認定　腎臓専門医，指導医
- 日本リウマチ学会認定　リウマチ専門医，指導医

活動
- 日本内科学会功労会員
- 日本腎臓学会功労会員
- 日本腎臓学会専門医制度委員会アドバイザー

　2007年に「酸塩基平衡，水・電解質が好きになる」(羊土社)を上梓しました．学生，研修医だけではなく，指導医にも好評でした．今回は「酸塩基平衡，水・電解質，輸液に関する数式」を暗記するのではなく，実際にコンピュータ上で使用することによって輸液が楽にできる工夫をしています．皆さん楽しみながらマスターしてください．

輸液（ゆえき）ができる、好（す）きになる
考（かんが）え方（かた）がわかるQ&Aと処方計算（しょほうけいさん）ツールで実践力（じっせんりょく）アップ

2010年 6月25日　第 1刷発行	著　者	今井　裕一（いまい　ひろかず）
2020年 4月10日　第11刷発行	発行人	一戸　裕子
	発行所	株式会社 羊 土 社 〒101-0052 東京都千代田区神田小川町2-5-1 TEL 03 (5282) 1211 FAX 03 (5282) 1212 E-mail eigyo@yodosha.co.jp URL www.yodosha.co.jp/
©Hirokazu Imai, 2010. 　Printed in Japan	装　幀	ペドロ山下
ISBN978-4-7581-0691-7	印　刷	株式会社 加藤文明社

本書の複写にかかる複製，上映，譲渡，公衆送信（送信可能化を含む）の各権利は（株）羊土社が管理の委託を受けています．
本書を無断で複製する行為（コピー，スキャン，デジタルデータ化など）は，著作権法上での限られた例外（「私的使用のための複製」など）を除き禁じられています．研究活動，診療を含み業務上使用する目的で上記の行為を行うことは大学，病院，企業などにおける内部的な利用であっても，私的使用には該当せず，違法です．また私的使用のためであっても，代行業者等の第三者に依頼して上記の行為を行うことは違法となります．

[JCOPY] <(社)出版者著作権管理機構 委託出版物>
本書の無断複写は著作権法上での例外を除き禁じられています．複写される場合は，そのつど事前に，(社)出版者著作権管理機構 (TEL 03-5244-5088, FAX 03-5244-5089, e-mail : info@jcopy.or.jp) の許諾を得てください．

ハンディ版ベストセラー厳選入門書シリーズ

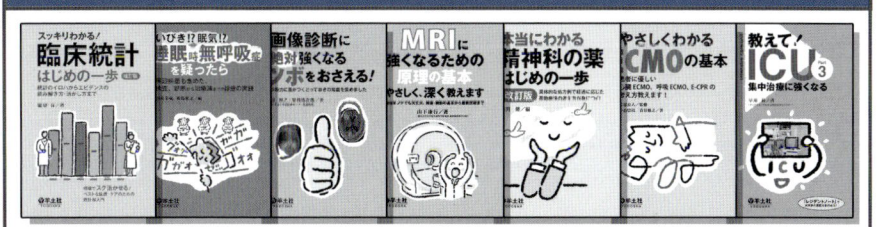

スッキリわかる！
臨床統計はじめの一歩 改訂版
能登 洋／著
- 定価（本体 2,800円＋税） ■ A5判 ■ 229頁
- ISBN 978-4-7581-1833-0

いびき!?眠気!?
睡眠時無呼吸症を疑ったら
宮崎泰成, 秀島雅之／編
- 定価（本体 4,200円＋税） ■ A5判 ■ 269頁
- ISBN 978-4-7581-1834-7

画像診断に絶対強くなる
ツボをおさえる！
扇 和之, 東條慎次郎／著
- 定価（本体 3,600円＋税） ■ A5判 ■ 159頁
- ISBN 978-4-7581-1187-3

MRIに強くなるための
原理の基本やさしく、深く教えます
山下康行／著
- 定価（本体 3,500円＋税） ■ A5判 ■ 166頁
- ISBN 978-4-7581-1186-7

本当にわかる
精神科の薬はじめの一歩 改訂版
稲田 健／編
- 定価（本体 3,300円＋税） ■ A5判 ■ 285頁
- ISBN 978-4-7581-1827-9

やさしくわかる
ECMOの基本
氏家良人／監, 小倉崇以, 青景聡之／著
- 定価（本体 4,200円＋税） ■ A5判 ■ 200頁
- ISBN 978-4-7581-1823-1

教えて!ICU　Part3
集中治療に強くなる
早川 桂／著
- 定価（本体 3,900円＋税） ■ A5判 ■ 229頁
- ISBN 978-4-7581-1815-6

臨床に役立つ！
病理診断のキホン教えます
伊藤智雄／編
- 定価（本体 3,700円＋税） ■ A5判 ■ 211頁
- ISBN 978-4-7581-1812-5

内科医のための
やさしくわかる眼の診かた
若原直人／著
- 定価（本体 3,700円＋税） ■ A5判 ■ 231頁
- ISBN 978-4-7581-1801-9

排尿障害で
患者さんが困っていませんか？
影山慎二／著
- 定価（本体 3,700円＋税） ■ A5判 ■ 183頁
- ISBN 978-4-7581-1794-4

その患者さん、
リハ必要ですよ！！
若林秀隆／編　岡田唯男, 北西史直／編集協力
- 定価（本体 3,500円＋税） ■ A5判 ■ 270頁
- ISBN 978-4-7581-1786-9

画像診断に絶対強くなる
ワンポイントレッスン2
扇 和之, 堀田昌利／編
- 定価（本体 3,900円＋税） ■ A5判 ■ 236頁
- ISBN 978-4-7581-1183-6

発行　羊土社 YODOSHA

〒101-0052 東京都千代田区神田小川町2-5-1　TEL 03(5282)1211　FAX 03(5282)1212
E-mail: eigyo@yodosha.co.jp
URL: www.yodosha.co.jp/

ご注文は最寄りの書店、または小社営業部まで

ハンディ版ベストセラー厳選入門書シリーズ

先生、誤嚥性肺炎かもしれません
嚥下障害、診られますか？
谷口 洋／編
- 定価（本体 3,400円＋税）　■ A5判　■ 231頁
- ISBN 978-4-7581-1776-0

Dr.鈴木の13カ条の原則で
不明熱に絶対強くなる
鈴木富雄／著
- 定価（本体 3,400円＋税）　■ A5判　■ 175頁
- ISBN 978-4-7581-1768-5

緩和医療の基本と実践、手とり足とり教えます
沢村敏郎／著
- 定価（本体 3,300円＋税）　■ A5判　■ 207頁
- ISBN 978-4-7581-1766-1

もう困らない！
プライマリ・ケアでの女性の診かた
井上真智子／編
- 定価（本体 3,600円＋税）　■ A5判　■ 182頁
- ISBN 978-4-7581-1765-4

教えて！ICU Part 2
集中治療に強くなる
早川 桂／著
- 定価（本体 3,800円＋税）　■ A5判　■ 230頁
- ISBN 978-4-7581-1763-0

ココに注意！高齢者の糖尿病
荒木 厚／編
- 定価（本体 3,800円＋税）　■ A5判　■ 271頁
- ISBN 978-4-7581-1762-3

自信がもてる！
せん妄診療はじめの一歩
小川朝生／著
- 定価（本体 3,300円＋税）　■ A5判　■ 191頁
- ISBN 978-4-7581-1758-6

内科医のための
認知症診療はじめの一歩
浦上克哉／編
- 定価（本体 3,800円＋税）　■ A5判　■ 252頁
- ISBN 978-4-7581-1752-4

MRIに絶対強くなる
撮像法のキホンQ&A
山田哲久／監　扇 和之／編著
- 定価（本体 3,800円＋税）　■ A5判　■ 246頁
- ISBN 978-4-7581-1178-2

あらゆる診療科で役立つ！
腎障害・透析患者を受けもったときに困らないためのQ&A
小林修三／編
- 定価（本体 3,800円＋税）　■ A5判　■ 351頁
- ISBN 978-4-7581-1749-4

モヤモヤ解消！
栄養療法にもっと強くなる
清水健一郎／著
- 定価（本体 3,500円＋税）　■ A5判　■ 247頁
- ISBN 978-4-7581-0897-3

研修医になったら必ず読んでください。
岸本暢将, 岡田正人, 徳田安春／著
- 定価（本体 3,000円＋税）　■ A5判　■ 253頁
- ISBN 978-4-7581-1748-7

あてて見るだけ！
劇的！救急エコー塾
鈴木昭広／編
- 定価（本体 3,600円＋税）　■ A5判　■ 189頁
- ISBN 978-4-7581-1747-0

どう診る？どう治す？
皮膚診療はじめの一歩
宇原 久／著
- 定価（本体 3,800円＋税）　■ A5判　■ 262頁
- ISBN 978-4-7581-1745-6

発行　羊土社 YODOSHA　〒101-0052 東京都千代田区神田小川町2-5-1　TEL 03(5282)1211　FAX 03(5282)1212
E-mail : eigyo@yodosha.co.jp
URL : www.yodosha.co.jp/
ご注文は最寄りの書店、または小社営業部まで